COMBATIR EL

INSOMNIO:

UNA GUÍA PRÁCTICA

Stephanie A. Silberman, PH.D., DABSM, FAASM

Traducción de Yolanda Gamboa Tusquets, Ph.D.

The Insomnia Workbook: A Comprehensive Guide to Getting the Sleep You Need

by Stephanie A. Silberman, Ph.D., DABSM

Dedico este libro a mi esposo, el Dr. Frank Hull, quien me inspiró y animó a escribirlo. Su conocimiento en el área de la medicina del sueño, así como su pasión y dedicación al campo de la medicina son dignos de admiración. Lo dedico también a mis hijos, Elliot y Trevor, agradecida por su amor, besos y miles de abrazos.

Índice

Agradecimientos

A mi familia y amigos que me animaron a lo largo de este proyecto, gracias por compartir su tiempo y prestarme su apoyo.

Le agradezco a mi editor en New Harbinger Publications, el editor de adquisiciones Jess O'Brien, el creer en el valor del libro desde el principio y ayudarme a sacarlo adelante. Los excelentes comentarios de los editores Jess Beebe y Jasmine Star me ayudaron a mejorar el manuscrito final.

Un especial agradecimiento a mis padres, Myron y Dra. Teresa Silberman, por enseñarme el valor de la educación, el trabajo, la amabilidad y la compasión.

Prefacio

Casi todo el mundo ha tenido la experiencia de dormir mal una noche debido a alguna preocupación, una fecha límite o un hijo enfermo. Sin embargo, para al menos un 10 por ciento de la población adulta el insomnio es un serio problema crónico. Aunque hay una tendencia a trivializar o a bromear sobre los problemas del insomnio, tener una dificultad crónica para dormir conlleva fatiga, cambios de humor, problemas de atención y concentración y, a menudo, vuelve difíciles tareas que parecerían simples. Si no se trata, el insomnio incrementa el número de ausencias en el trabajo y el riesgo de depresión.

Si bien no hay duda de que el insomnio debería tomarse en serio, las personas con problemas para dormir tienden a desalentarse debido a la falta de recursos disponibles para combatir el problema. Nos inundan con comerciales para diversos sedantes hipnóticos y, aunque puedan ser útiles a corto plazo en algunos casos, existe el riesgo de habituarse pues pueden crear dependencia con su uso a largo plazo. Deben evitarse los medicamentos sin receta o de tipo natural, así como el alcohol, ya que no hay evidencia de que funcionen y además vienen acompañados de riesgos. Ante tal situación, ¿cuáles son las opciones de tratamiento que quedan para tratar a las personas que sufren de insomnio crónico?

En este manual, la Dra. Silberman describe con elocuencia un programa de autoayuda efectivo para combatir el insomnio y que está basado en principios psicológicos y conductistas. De hecho, hoy día contamos con muchas pruebas de que la terapia cognitivo conductual es un tratamiento alternativo eficaz, o incluso el tratamiento de elección para combatir el insomnio crónico. Además de ser más seguro y, a menudo, más aceptable para los pacientes, este tratamiento consigue resultados más duraderos que la medicación. De todos modos, sigue siendo poco utilizado por el personal del sistema de salud y no siempre es fácilmente accesible para aquellos que más lo necesitan. El número de clínicas del sueño ha aumentado exponencialmente en los últimos años pero, desafortunadamente, pocos profesionales del sueño cuentan con la experiencia necesaria para ofrecer terapia cognitivo conductual especializada para tratar el insomnio.

Combatir el insomnio: una guía práctica viene a llenar un vacío entre los libros de autoayuda disponibles. Provee un acercamiento paso a paso que incluye todos los principales componentes terapéuticos que han resultado efectivos para el tratamiento del insomnio en el mundo. Estos métodos incluyen: acercamientos conductistas destinados a cambiar malos hábitos del sueño; métodos psicológicos dirigidos directamente a creencias y modos de pensar que no ayudan y que a menudo provocan el ciclo vicioso del insomnio; e información práctica para mantener hábitos del sueño saludables. Se incluyen técnicas de relajación y otras formas de manejo del estrés dirigidas a factores causantes de estrés durante el día y estilos de vida poco saludables que contribuyen a las dificultades a la hora de dormir. Este libro proporciona también una información útil sobre medicaciones para dormir y guías prácticas para dejar de tomarlas. Las diversas formas de auto-evaluación—que incluyen un diario del sueño, cuestionarios, listas y tareas de tipo práctico—hacen de este manual un recurso accesible y fácil de usar. Este manual proporciona algunos datos básicos sobre el dormir y sobre trastornos del sueño diferentes del insomnio tales como las pesadillas, el sonambulismo y los terrores nocturnos, el trastorno alimentario relacionado con el sueño, y asuntos sobre el dormir de la mujer conectados al síndrome premenstrual, el embarazo y la menopausia.

Combatir el insomnio: una guía práctica será un valioso recurso para cualquier persona con problemas en el dormir así como para los terapeutas que los traten. Se puede usar como un manual de autoayuda o como manual en colaboración con un tratamiento guiado por un terapeuta. Este manual práctico y basado en la evidencia disponible puede proporcionar esperanza de alivio a esos millones de personas que sufren de insomnio ya sea por si solo o en combinación con otras condiciones médicas o psicológicas como la ansiedad, la depresión y el dolor crónico.

Charles M. Morin, Ph.D
Profesor de la Cátedra de Psicología
Director del Centro para los desarreglos del sueño (Sleep Disorders Center)
Université Laval, Québec, Canadá
Jefe de investigación de los desarreglos del sueño en Canadá

Introducción

"Por la noches me siento frente al televisor y estoy tan cansado que apenas puedo mantener los ojos abiertos. Sin embargo, una vez estoy en la cama listo para dormir estoy completamente despierto."—Brett

"No sé qué me pasa. No me siento estresada durante el día pero en cuanto me acuesto me pongo a pensar en millones de cosas que tengo que hacer al día siguiente en el trabajo, en casa, con mis hijos...mi mente no deja de funcionar."—Lori

"Consigo dormirme al principio de la noche pero luego me despierto hacia las 3 o 4 de la madrugada y no puedo volverme a dormir. No estoy segura de qué es lo que me despierta. A veces tengo que ir al baño pero no creo que sea eso. Entonces me quedo en la cama, mirando el despertador y preguntándome por qué no puedo dormir toda la noche de un tirón como mi esposo, que está acostado junto a mí."—Susana

"Nunca estoy cansada al acostarme. No sé qué me pasa. Solía dormir de siete a ocho horas por noche sin ningún problema pero desde que nació mi hijo he tenido problemas al dormirme y para seguir dormida. Es desesperante pues necesito energía durante el día para hacer lo que tengo que hacer." —Beth

"Mi esposa dice que todo empezó cuando cambié de trabajo y quizás tenga razón. En realidad no estoy seguro, lo único que sé es que me despierto en medio de la noche, con el corazón latiendo rápido, me cuesta respirar, y luego me siento enojado porque no puedo volverme a dormir. He ido a mi médico y al especialista pero el corazón está bien. No sé por qué me preocupo tanto pero ¡es que esto tiene que parar!"—Dave

"He tomado todos los medicamentos para el insomnio que pueda imaginarse. Todos funcionan al principio pero tras un par de semanas vuelvo a estar igual: me cuesta muchas horas

dormirme y una vez me duermo me despierto después de una o dos horas. ¿Por qué no me funcionan mejor estos medicamentos?"—Karen

"No me siento deprimido ni tampoco creo que sufra de ansiedad, solo que no entiendo por qué no me puedo dormir. Cada noche me acuesto y me quedo pensando en cuánto tardaré en dormirme. No pienso en nada más, solo veo cómo van pasando lentamente las horas en el reloj."—Chris

¿Le resulta familiar? Si es así, debe saber que no es el único. Investigaciones recientes indican que casi un tercio de la población norteamericana sufre de insomnio en algún momento de su vida (Ohayon 2002). Aunque pueda resultar desesperante ser una de esas personas, anímese: En estas páginas tiene a su alcance un tratamiento eficaz y que no requiere medicación. Este manual ha sido diseñado para ayudarle a superar el insomnio desde su casa, por medio de un acercamiento paso a paso que requiere su participación activa. Dedicar tiempo a leer el libro de principio a fin, rellenar los cuestionarios y hacer los ejercicios y otras actividades recomendadas le ayudará a cumplir su objetivo de dormir con éxito durante toda la noche.

Hay diferentes tipos de insomnio: dificultad en dormirse, dificultad para mantenerse dormido y despertar de madrugada (o insomnio matutino). El insomnio puede ser de corto plazo y durar días o unas pocas semanas, o crónico y durar meses o incluso años. Puede ser más o menos severo y así variar entre alguna mala noche una o dos veces por semana a tener problemas para dormir de cinco a siete noches por semana. Sufrir de insomnio puede significar tanto despertarse cada noche o varias veces por noche y tener dificultades en volverse a dormir, como estar en la cama ya sea treinta minutos o tres horas intentando dormir. En otras palabras, el insomnio varía de persona a persona. Incluso si no sufre de insomnio puede ser que no esté satisfecho con su modo de dormir y quiera mejorarlo y, en ese caso, también le será útil este libro. Las técnicas expuestas en este libro pueden ayudar a cualquier persona a dormir más profundamente.

Al igual que otras cosas, superar el insomnio no es algo que ocurra de la noche a la mañana pero si sigue concienzudamente las sugerencias y guías de este libro pronto empezará a dormir mejor. Dependiendo de cuál sea la causa de su problema al dormir, puede tardar desde unos días hasta semanas hasta notar cambios positivos en su patrón de sueño. Lo más importante es no rendirse en las etapas iniciales. Déles a su mente y a su cuerpo la oportunidad de superar el insomnio sin depender de medicamentos, hierbas o suplementos al utilizar el método cognitivo-conductual presentado en este libro.

La terapia cognitivo conductual es un tipo de tratamiento psicológico que se centra en la conducta y el modo de pensar y el rol que éstos tienen en crear y mantener ciertos patrones en la vida de una persona. Cuando estos patrones están desadaptados crean problemas. La clave es identificar y cambiar estas conductas y pensamientos problemáticos. El programa para mejorar el sueño de este libro incluye tanto aspectos conductuales como cognitivos y hay capítulos específicos para las diferentes conductas o pensamientos que puedan estar contribuyendo a su problema a la hora de dormir y que ofrecen técnicas para modificarlos o cambiarlos. Los acercamientos relativos a la conducta incluyen: la mejora de los hábitos al dormir (capítulo 4), la práctica de técnicas de relajación (capítulo 5), el uso de registros del sueño (capítulo 6), y la implementación del control de estímulos y restricción del sueño (capítulo 7). El acercamiento cognitivo primordial consiste en controlar la ansiedad y los pensamientos irracionales (capítulo 8). El capítulo 9 discute técnicas conductuales y cognitivas para manejar el estrés diario y mantener un estilo de vida saludable.

Cómo está organizado este libro

Este manual ofrece un enfoque práctico para tratar el insomnio. Es posible que no haya un especialista del sueño donde usted vive o que no tenga el tiempo o los recursos para ver a uno en persona. Por esta razón, este manual intenta reproducir la experiencia de trabajar con un especialista del sueño, y en concreto del insomnio, desde la consulta inicial y la determinación de la naturaleza de su problema del sueño a la instrucción en el método cognitivo-conductual y otras técnicas para mejorar su sueño. Encontrará cuestionarios y actividades para hacer a lo largo de la lectura. Son el mismo tipo de preguntas y métodos que utilizaría un especialista del sueño si acudiera a su consulta. Al usar este manual usted tiene el control al trabajar en mejorar su sueño.

Para darle una mejor idea de qué esperar de este libro, he aquí una presentación de los capítulos y de lo que incluyen: el capítulo 1 discute los aspectos fundamentales del dormir, con información sobre patrones típicos del sueño, el dormir en diferentes etapas de la vida, los efectos de la falta de sueño y mitos comunes sobre el dormir; el capítulo 2 describe los diferentes tipos de insomnio, incluyendo causas psicológicas o médicas habituales y otros trastornos del sueño que puedan estar afectando su capacidad de dormir y también trata del dormir y de la edad. Dado que se utilizan tan habitualmente los medicamentos para dormir, si bien pueden ser potencialmente problemáticos, el capítulo 3 provee información sobre medicamentos para el insomnio, incluyendo los medicamentos sin receta y de fácil acceso en las farmacias, los remedios a base de hierbas, y los medicamentos con receta médica. Discute cómo estas ayudas pueden estar causándole problemas y cuándo y cómo dejar de tomar medicamentos para dormir sin peligro.

La sección correspondiente al tratamiento comienza en el capítulo 4 con un repaso de sus hábitos antes de dormir y maneras de cambiar alguno de ellos para que le ayude a dormir. El capítulo 5 hace hincapié en la importancia de la relajación y describe técnicas de relajación específicas que puede aprender y practicar. El capítulo 6 describe el registro de sueño e indica cómo usarlo para anotar datos sobre su dormir. La información que recoja es importante y la va a seguir usando al ir leyendo el libro. El capítulo 7 describe el control del estímulo y la restricción del dormir. Estas técnicas son una parte clave del acercamiento de este libro. Pueden utilizarse para alterar sus hábitos de sueño y el capítulo 7 explica exactamente cómo hacerlo. El capítulo 8 pasa a tratar de los factores cognitivos que pueden estar contribuyendo a dificultar el dormir y le proporciona métodos para controlar la ansiedad y los pensamientos irracionales que puedan estar interfiriendo con su sueño. El capítulo 9 le ayudará a manejar el estrés diario y mantener un estilo de vida saludable. Además de ayudarle a dormir mejorará su bienestar general. El último capítulo correspondiente al tratamiento (el capítulo 10) está dedicado a prevenir una recaída y ofrece consejos que puede utilizar para sobrellevar una mala noche ocasional.

Los dos capítulos restantes cubren otros asuntos de interés en el área de los estudios del sueño. El capítulo 11 describe las parasomnias o comportamientos anormales durante el sueño. Estos incluyen el sonambulismo, terrores del sueño (también llamados terrores nocturnos), el despertar confusional, trastorno alimenticio del sueño REM, trastorno de conducta del sueño REM y pesadillas. El capítulo 12 se centra en asuntos que afectan el sueño femenino tales como el síndrome pre-menstrual, el embarazo y la menopausia. Por último, hay una sección de recursos con páginas web de utilidad y lugares donde comprar algún CD de relajación.

Quién soy y por qué escribí este libro

Quizás se esté preguntando por qué decidí escribir un manual sobre el insomnio. Desde que empecé a trabajar en el campo de la medicina del sueño me ha resultado sorprendente cuánta gente tiene problemas para dormir. Dondequiera que voy, la gente me hace preguntas sobre el sueño. Algunas de las más habituales incluyen: "¿Cuántas horas necesito dormir cada noche?" "¿Qué hace que me pase una hora dando vueltas en la cama antes de dormirme?" "¿Es posible que hacer una siesta durante el día me afecte al dormir por la noche?" "¿Por qué me siento completamente despierto cuando me acuesto?" y "¿Por qué me despierto por la noche?"

Dado que el insomnio es un problema muy extendido decidí escribir un libro de autoayuda en formato de manual para responder a algunas de esas preguntas y proporcionar soluciones para las dificultades con el sueño. El formato de manual le ayuda a usted, lector, a participar activamente en el aprendizaje sobre el sueño y en su mejora en vez de simplemente pasar las páginas de modo pasivo.

Soy psicóloga clínica con licencia y cuento también con la certificación de especialista en medicina del sueño por la Academia Norteamericana de la Medicina del Sueño (AASM). Pero también soy madre que trabaja, esposa y activa en mi comunidad. Soy el tipo de persona al que le gusta estar ocupada pero que también entiende la necesidad de tomar las cosas con calma y disfrutar de la vida. Sé lo difícil que puede ser el lograr y mantener el "perfecto equilibrio" en la vida- el tipo de equilibrio que nos permite sentirnos satisfechos con el trabajo y actividades diarias y a la vez calmados y en paz con el mundo a nuestro alrededor. Para mí este libro es una manera de utilizar mis conocimientos y experiencia para ayudar a la gente con una de las cosas más importantes que hacemos cada día: dormir, dormir bien, para así poder mantener una vida feliz y saludable.

(2018)   Silberman, Stephanie. Combatir el insomnio. Trad. Yolanda Gamboa Tusquets   14

CAPÍTULO 1

Nociones básicas sobre el sueño o acto de dormir

Antes de tratar el insomnio y su evaluación es importante entender los procesos básicos que rigen el sueño. En otras palabras ¿a qué llamamos sueño normal? Para contestar a esto necesitamos presentar las etapas del sueño *y la arquitectura del sueño*, es decir, los ciclos que siguen las diferentes etapas durante la noche. La arquitectura del sueño es un modo de cuantificar la cantidad de horas y el porcentaje de tiempo que se pasa en cada etapa y que cambia de noche a noche dependiendo de factores tanto internos como externos. Por ejemplo, el roncar, un trastorno del sueño causado por la respiración, es un factor interno que puede afectar la arquitectura del sueño. Factores externos como el consumo de bebidas alcohólicas, de medicamentos o la presencia de ruido también pueden afectar la arquitectura del sueño. Al evaluar el sueño se tienen en cuenta otros factores tales como la cantidad de veces que la persona se levanta por la noche, el tiempo que permanece despierta en cada ocasión, el tiempo que tarda en volver a dormirse y el porcentaje de tiempo que realmente duerme mientras está acostada.

LAS ETAPAS DEL SUEÑO Y EL CICLO DEL SUEÑO

El sueño se divide en diferentes etapas o fases, cada una asociada con diferentes tipos de ondas cerebrales. Si le pusieran electrodos en la cabeza para medir la actividad del cerebro mientras duerme podrían determinar la frecuencia de sus ondas y, de este modo, en qué momento se encontraba en las diferentes fases del sueño. Este método de medir la actividad eléctrica, el encefalograma o EEG, llevó al descubrimiento de las diferentes fases del sueño. La presentación que sigue sobre las diferentes fases del sueño le ayudará a entender qué se considera el funcionamiento normal de las ondas cerebrales durante el sueño.

A fecha de 2007, las normas de la Asociación Norteamericana de la Medicina del Sueño, American Academy of Sleep Medicine (AASM), clasifican el sueño en cuatro fases: fase N1, fase N2, fase N3 y fase de sueño R (Iber et al. 2007). Las primeras tres fases son parte del sueño no-REM.

Fase N1

La fase N1 (NO REM1), anteriormente conocida como Fase 1, ocurre cuando empieza a conciliar el sueño. Es la fase donde tiene lugar el sueño más ligero y de hecho es la transición entre estar despierto y dormido. Durante esta fase es posible que los ojos se muevan lentamente mientras empieza a perder la consciencia de su entorno. Debido a que esta fase es tan ligera, puede despertarse fácilmente por estímulos externos. También puede ser que experimente espasmos musculares. El adulto medio no pasa demasiado tiempo en la fase N1. Por lo general corresponde a menos de un 10 por ciento de la totalidad del sueño.

Fase N2

La siguiente es la fase N2 (NO REM2), anteriormente conocida como Fase 2. Esta fase de sueño es algo más profunda que la fase 1 y se distingue en el EEG por el huso del sueño y los complejos K. El huso del sueño es un aumento en la actividad de las ondas de 12 a 14 hz que tiene lugar durante la fase de sueño N2. Un *complejo K* tiene forma de onda y un pico breve y repentino de alta intensidad que ocurre durante la fase de sueño N2 pero que también puede ocurrir como reacción a estímulos auditivos en el entorno. Durante esta fase, desaparece la conciencia del ambiente externo y disminuye la actividad muscular. Dependiendo de la edad, es posible que pase de 35 a 55 por ciento del tiempo cada noche, de modo habitual, en la fase N2 (Bowman and Mohsenin 2003). Es decir, pasa la mayor parte del tiempo en la fase de sueño N2.

Fase N3

Le sigue la fase de sueño N3, anteriormente conocida como fases de sueño 3 y 4. También conocida como sueño de onda lenta o sueño delta, la fase de sueño N3 se caracteriza por actividad de ondas lentas, las ondas delta, en el EEG. El sueño de onda lenta es el más restaurador del ciclo del sueño. Es también el período del sueño más profundo y cuando es más difícil despertar a una persona. La mayor parte del sueño de onda lenta ocurre en el primer tercio de la noche y más adelante en la noche es mucho menor o inexistente. Probablemente recuerde alguna ocasión en la que le dijeron que había respondido al teléfono o que había mantenido una conversación poco después de dormirse y de las que no se acordaba. Si le despertaron durante el sueño de onda lenta por la mañana no se acordaría o se acordaría sólo mínimamente. Los adultos pasan de un 13 a un 23 por ciento del ciclo de sueño en sueño delta pero eso disminuye a de un 5 a un 18 por ciento con el paso de la edad (Bowman and Mohsenin 2003). Es posible que esta disminución sea simplemente parte del envejecimiento sin embargo, algunos investigadores opinan que tiene más que ver con el modo en que evaluamos las fases de sueño y la mayor dificultad de evaluar la fase de sueño delta en las personas de edad avanzada. Los trastornos del sueño tales como sonambulismo, hablar dormido, terrores del sueño (también llamados terrores nocturnos) y la enuresis (orinarse en la cama) ocurren durante el sueño delta. El *despertar confusional*, episodios de confusión considerable en el momento inicial y también después de despertar del sueño ocurren también durante el sueño delta. (La mayoría de estos trastornos del sueño conocidos como *parasomnias*, se discuten en el capítulo 11).

Fase R

La siguiente es la fase de sueño R, conocida también como fase de sueño REM. REM significa "rapid eye movement," movimiento ocular rápido. Mucha gente piensa que esta es la fase en la que se sueña y, si bien la mayoría de los sueños tienen lugar durante esta fase, también pueden ocurrir en otras fases. El sueño REM difiere del sueño de onda lenta en que es el período de sueño más activo para el cerebro y para ciertas respuestas fisiológicas del cuerpo tales como la respiración, el ritmo cardíaco y la regulación de la temperatura. También es más ligero y de ahí que sea más fácil despertar del sueño REM. Cuando se despierta directamente de la fase REM es más probable que recuerde qué soñó. De adultos pasamos de 20 a 25 por ciento del tiempo que dormimos en fase REM y con el paso de los años de un 15 a un 20 por ciento (Bowman and Mohsenin 2003). Durante el sueño REM los músculos se relajan hasta casi paralizarlo. Esto es normal pues le impide poner los sueños en acción. Algunas personas padecen de un trastorno del sueño denominado trastorno de conducta durante el sueño REM (REM sleep behavior disorder o RBD), en el que la parálisis muscular durante el sueño REM no tiene lugar y por consiguiente se mueven mientras sueñan. Sin embargo, eso no es lo que debiera ocurrir durante un dormir normal.

El ciclo de sueño

El progresar a través de las fases descritas anteriormente es lo que se denomina un *ciclo de sueño*. En una noche habitual, una persona pasa por varios ciclos de sueño, a excepción del N1, a no ser que se haya despertado durante la noche o se despierte frecuentemente a causa de un trastorno del sueño como la apnea. Cada ciclo dura de 90 a 110 minutos o sea que dependiendo de cuánto duerme puede tener cuatro o cinco ciclos de sueño por noche.

CAMBIOS EN EL SUEÑO A LO LARGO DE LA VIDA

La manera de dormir cambia de modo significativo durante la lactancia y la infancia y luego se mantiene de un modo relativamente estable durante la edad adulta. El número de horas de sueño de los lactantes y niños es inicialmente muy alto pero va disminuyendo lentamente hasta llegar a la adolescencia o el principio de la edad adulta. Así, también existen grandes diferencias en la arquitectura del sueño entre los recién nacidos, los niños más pequeños, los mayores y los adolescentes o adultos. Por ejemplo, los niños tienden a pasar mucho más tiempo en sueño delta que los adultos. Dado que el cerebro no está totalmente desarrollado en los bebés y niños más pequeños las ondas cerebrales son diferentes que las de un adulto. Desde los tres años hasta la edad adulta el porcentaje de REM se mantiene el mismo, de un 20 a un 25 por ciento del período del sueño. De todos modos, en la mayoría de la gente, el período REM disminuye aún más después de los cincuenta años. Además, algunos comportamientos durante el sueño que se consideran normales durante la infancia pueden causar problemas en los adultos. Me refiero al sonambulismo, los terrores nocturnos y el despertar confusional que aparecen explicados en el capítulo 11 sobre las parasomnias.

Lactancia e infancia

A los bebés que solo se duermen mientras maman o beben del biberón les costará más dormirse por sí mismos. Si están acostumbrados a dormirse en brazos mientras beben entonces no querrán dormirse en otras circunstancias. Sin embargo los bebés necesitan entrenamiento para dormirse por sí solos. Una vez aprendan que pueden hacerlo la hora de acostarse será más fácil para todos.

Lo mismo es cierto para los niños que ponen a prueba los límites a la hora de acostarse ya sea pidiendo otro vaso de leche o de agua, otro cuento, que los arropen otra vez, o un abrazo y un beso más. Aunque se encuentre satisfaciendo estas demandas confiando en que ayudará a dormir a su hijo es más posible que ceder empeore la situación. Los niños necesitan límites durante el día y especialmente al ir a acostarse, si no continuarán poniendo a prueba los límites más y más. Además, consentir estas demandas puede iniciar un problema del sueño en su hijo ya que creerá que solo es posible dormirse en ciertas condiciones.

Algunos niños tienen temores al acostarse. Pueden estar nerviosos pensando que Ud. no estará allí cuando se levanten, o temer que haya monstruos escondidos en el armario o debajo de la cama. También pueden estar incómodos pensando en que se están perdiendo algo divertido mientras duermen. Asegure a su hijo que todo el mundo duerme, incluido Ud. Y que el dormir es una parte importante de la vida. Puede enseñarle a su hijo buenos hábitos al acostarse (cubiertos en el capítulo 4) desde una temprana edad y enfatizar que necesita dormir para crecer y ser grande y fuerte y para sentirse bien durante el día. Los niños aprenden del ejemplo o sea que si le ven preparándose para acostarse es posible que quieran hacer lo mismo. Incluso si no se acuesta a la misma hora puede establecer un ambiente propicio al lavarse los dientes junto a su hijo, reducir la iluminación, y hacer que toda la familia se vaya preparando para acostarse.

Adolescencia y principio de la edad adulta

Varios factores pueden afectar el dormir durante la adolescencia y el principio de la edad adulta. Las personas comprendidas en este grupo de edad a menudo se acuestan tarde por ir a fiestas, estar con amigos, estudiar, hacer tarea, u otras razones. Es común que se acuesten tarde y les resulte difícil levantarse. Dado que las escuelas empiezan muy temprano, eso significa que los adolescentes (y algunos estudiantes universitarios) andan muy cansados durante el día y especialmente por las mañanas. Probablemente duerman hasta tarde los fines de semana lo que demuestra que su cuerpo necesita dormir más de lo que está durmiendo.

Aunque resulte difícil de creer, es importante que las personas de este grupo mantengan un horario regular. Aunque la tendencia natural sea el acostarse tarde y levantarse tarde este horario no encaja bien con la sociedad y las exigencias académicas y profesionales que se nos imponen por las mañanas. Además, el acostarse tarde (y levantarse tarde) puede ir progresando hasta convertirse en síndrome de fase de sueño retrasado. (Este trastorno del sueño se presenta en el capítulo 2 y las recomendaciones para su tratamiento aparecen en el capítulo 4).

Ser padres

Si bien traer un bebé al mundo es motivo de alegría a su vez también es el inicio de una época de escasez de sueño. Los recién nacidos se despiertan a menudo durante la noche y, en ocasiones, incluso cada una o dos horas. Si tiene suerte puede que su bebé duerma más tiempo, como de tres a cuatro horas, pero no cuente con ello al principio. Los bebés normalmente se despiertan para alimentarse del pecho materno o tomar el biberón, los cuales requieren la participación activa del padre o cuidador. Para una madre el amamantar es un momento especial y hermoso compartido entre ella y el bebé pero también es agotador. La gente suele decir que la madre debería dormir cada vez que duerme el bebé pero hacerlo puede ser difícil. Y para cualquiera de los padres las miles de tareas y responsabilidades que conlleva el ser padre hace que a veces sea difícil encontrar un momento para ducharse, y no digamos para hacer una siesta. Sin embargo, es importante que se cuide a sí misma o sea que hacer una siesta cuando pueda no es mala idea si está muy cansada.

Es posible que incluso cuando su bebé esté durmiendo períodos más extensos durante la noche, solo esté durmiendo de cinco a seis horas de una vez. A no ser que se acueste exactamente a la misma hora que su bebé le faltarán varias horas de sueño cada noche. Puede ser que vaya a ver varias veces a su bebé durante la noche, lo cual también le restará el sueño. ¿Y qué ocurre cuando su hijo está enfermo por la noche? Esa es una época en la que sin duda ambos padres andarán faltos de sueño.

Los terrores nocturnos son muy habituales en los niños más pequeños y los lleva a gritar de terror, atemorizados por imágenes, pero no suelen recordar nada a la mañana siguiente. Aun así, los terrores nocturnos de sus hijos pueden alterarle el sueño. No solo pueden hacer difícil el calmar de nuevo a sus hijos pero también el volverse a dormir Ud. después de una interrupción así. Si su hijo sufre de otras parasomnias que tienen lugar durante la noche tales como el sonambulismo o el despertar confusional eso también puede ser causa de alteración. (Vea el capítulo 11 para más información sobre las parasomnias). Algunos niños también se orinan en la cama. En ese caso puede encontrarse cambiando sábanas en medio de la noche, poniéndole un pijama limpio a su hijo, etc. Todo ello supone menos horas de sueño para Ud.

El dormir y la edad

Como aprenderá en el capítulo 2, el insomnio puede ser causado por un trastorno de tipo médico o psicológico pues, a medida que pasan los años es más habitual tener condiciones médicas, así como tomar medicamentos para tales condiciones. Independientemente de cuál sea su edad, es importante que descubra si sus problemas de sueño son causados por una condición médica o por los efectos secundarios de una medicación, especialmente si tiene más de cincuenta y cinco años.

Además, los cambios de estilo de vida, tales como la jubilación, pueden incrementar los problemas de sueño. Si está acostumbrado a un horario diario fijo, con muchas tareas y responsabilidades tanto en el lugar de trabajo como en el hogar, parecería que la jubilación prometiera ser una época apacible y relajante. Sin embargo, sin un horario fijo, algunos jubilados duermen durante el día, se vuelven más sedentarios (mirando mucha televisión, por ejemplo) y no mantienen un horario de acostarse y levantarse, lo cual puede llevar a problemas de sueño. La jubilación también viene acompañada de ciertas causas de estrés tales como el vivir con un salario fijo, el aburrimiento, el sentirse poco productivo o el trasladarse a otra parte del país con la pérdida consiguiente del apoyo y las conexiones sociales.

Un aspecto particularmente difícil en relación al avance de la edad es ver a amigos y a seres queridos, especialmente al esposo o esposa, desarrollar problemas de salud y, en algún momento morir. Mucha gente se queja de que hacerse mayor es deprimente, en especial por razones de salud, y por suponer una esfera más limitada de actividades durante el día en comparación con épocas anteriores de la vida. Para algunos, la jubilación puede ser una época de diversión, con la libertad de viajar, iniciar nuevas actividades, pasar más tiempo con miembros de la familia, pero para otros es una etapa estresante de la vida que puede llevar a noches de insomnio.

LA FALTA DE SUEÑO

Tras un panorama de los muchos cambios que tienen lugar en la vida en relación a la necesidad de sueño, la arquitectura del sueño y ciertos comportamientos asociados al sueño es el momento de hablar de qué le ocurre al cuerpo cuando no se duerme lo suficiente.

Un estudio del CDC, Centro de control y prevención de enfermedades de los E.E.U.U. (U.S. Centers for Disease Control and Prevention) que salió a la luz en febrero de 2008 estimaba que un 10 % de los norteamericanos adultos no duerme lo suficiente por noche. De hecho, un 38 % de las personas entrevistadas sentían que no dormían lo suficiente durante 7 o más días al mes. Además, el estudio concluía que de 50 a 70 millones de adultos norteamericanos están en un estado de déficit de sueño crónico, ya sea debido a trastornos del sueño, estilo de vida, o factores ocupacionales (Atkins 2008). No todo el mundo experimenta la carencia de sueño, o el no dormir lo suficiente, de la misma manera. Por ejemplo, puede afectar el estado de ánimo y eso puede llegar a producir síntomas de ansiedad y depresión. En el próximo capítulo le ayudaré a descubrir si los síntomas de un posible trastorno emocional son debidos a la carencia de sueño, depresión o ansiedad. Sin embargo, por el momento es importante tener presente que un dormir insuficiente o con interrupciones puede afectar el estado emocional y la salud mental en general.

Cómo afecta al cerebro la carencia de sueño

Además de experimentar cambios en el estado de ánimo, muchas personas que padecen de carencia de sueño crónica notan que también tienen problemas de memoria. Numerosos estudios han mostrado que el dormir es crucial para el funcionamiento intelectual. Por ejemplo, la investigación demuestra que la carencia de sueño puede causar un deterioro significativo en habilidades cognitivas como la atención, concentración, y el funcionamiento motor asociado a procesos mentales tales como el tiempo de reacción y la coordinación óculo-manual (Kahol et al. 2008). La falta de sueño también tiene un impacto negativo en el desempeño académico de los estudiantes. Esto es debido a que la capacidad de aprender y retener información resulta afectada al no dormir lo suficiente (Curcio, Ferrara, and De Gennaro 2006; Gibson et al. 2006). Eso significa que estudiar o prepararse para una presentación en el trabajo u otro evento importante no puede ser a costa de no dormir lo suficiente. Cuando uno está descansado piensa con mayor claridad y tiene más energía.

¿Puede ser un riesgo manejar somnoliento?

Otra cuestión importante con respecto a no dormir lo suficiente es el manejar. La cobertura de este asunto en los medios de comunicación se ha incrementado y con razón ya que las consecuencias de conducir somnoliento, o quedarse dormido al volante, pueden ser fatales. Si alguna vez ha encontrado que se le cierran los ojos estando frente a una señal de stop o un semáforo en rojo entonces está demasiado cansado para estar conduciendo. Dormirse solo unos segundos (el llamado micro sueño) puede causar un accidente. Si se siente somnoliento mientras conduce, deténgase en un lugar seguro y haga una siesta o llame a alguien que pueda venir a recogerlo. Los típicos momentos del día cuando la gente se vuelve somnolienta se encuentran en el medio al final de la tarde y por la noche. Esto es debido al ritmo biológico natural que nos da sueño en esos momentos del día.

Manejar somnoliento es un problema no solo debido al riesgo de quedarse dormido al volante sino porque puede ser que su tiempo de reacción sea más lento y que tenga problemas de atención. De hecho, tests de rendimiento han confirmado que la gente que tiene problemas de sueño crónicos tales como insomnio manifiestan un tiempo de reacción lento y un deterioro de la atención (Edinger et al. 2008).

La falta de sueño puede afectar el peso

¿Aumentar de peso? ¿Será posible que un dormir insuficiente haga difícil perder peso o incluso cause el aumento de peso? La investigación en los últimos años indica que puede ocurrir y ha identificado dos hormonas implicadas en el proceso: la leptina y la grelina (Crispim et al. 2007; Copinschi 2005; Gangwisch et al. 2005). La leptina regula el apetito al enviarle una señal al cerebro y así comunicarle cuando ha comido lo suficiente y tiene el estómago lleno. Cuando no duerme lo suficiente los niveles de leptina pueden disminuir haciendo más probable que coma más de la cuenta.

La grelina, por otra parte, estimula el apetito. Los niveles de grelina pueden aumentar cuando no duerme lo suficiente, haciéndole sentir hambre más a menudo. Naturalmente hay otros factores que contribuyen al aumento de peso incluyendo la dieta, la cantidad de ejercicio y otras actividades que haga y ciertas condiciones médicas. De todos modos, parece que la falta de sueño crónica dificulta que la gente pierda peso o mantenga un peso ideal. Puesto que la obesidad es un factor de riesgo para muchas condiciones médicas diferentes, incluyendo la apnea obstructiva, es importante que considere si el no dormir lo suficiente podría estar afectando su peso y, por consiguiente, su salud física en general.

Condiciones médicas asociadas con un dormir insuficiente

Otros problemas físicos que pueden estar relacionados con la falta de sueño crónica son la hipertensión (presión arterial alta), problemas cardiovasculares, diabetes y embolia (accidente cerebrovascular).

Por ejemplo, dormir un tiempo reducido puede afectar el metabolismo de la glucosa e incrementar el riesgo de diabetes, independientemente de su efecto en el peso o en el índice de masa corporal. Otra forma en que la falta de sueño crónica puede aumentar el riesgo de diabetes es mediante el aumento de peso, que puede causar resistencia a la insulina (Knutson et al. 2007). Algunos estudios también muestran que la falta de sueño crónica puede aumentar el riesgo de hipertensión (Cappuccio et al. 2007; Gangwisch et al. 2006). De modo similar, algunos estudios recientes sugieren que el trastorno del sueño puede elevar el riesgo de enfermedades cardiovasculares y embolia (Irwin et al. 2008), en particular para gente con apnea obstructiva (Grigg-Damberger 2006).

Además del incremento de riesgo para ciertas condiciones médicas, cuanto menos duerma, mayor es la posibilidad de que participe en comportamientos que sean perjudiciales para su salud a largo plazo, tales como beber cantidades excesivas de alcohol, fumar, no hacer suficiente ejercicio y escoger opciones alimenticias poco sanas. Esto es así porque con una carencia de sueño crónica no manejará bien el estrés, y disminuirá su capacidad de afrontarlo. En otras palabras, cuando se siente estresado, la falta de sueño puede hacerle alcanzar una cerveza, comer comida basura o fumar antes que ir a dar un paseo o relajarse con un baño de agua caliente.

Descubra su nivel de somnolencia

Algunas personas que sufren de insomnio tienen sueño durante el día mientras que otras se sienten muy cansadas y sin energía. Para descubrir cuál es su nivel de somnolencia durante el día rellene este cuestionario llamado Escala de somnolencia Epworth. Le ayudará a evaluar su nivel de somnolencia mientras realiza una serie de actividades diarias. Este cuestionario, comúnmente utilizado en Centros del sueño en todo el mundo, fue creado por Murray W. Johns en 1991 en el Hospital Epworth de Melbourne, Australia (Johns 1991).

Escala de somnolencia Epworth

Nombre: _____ Fecha de hoy: _____

Edad (años): _____ Sexo (masculino = m; femenino = f): _____

¿Cuál es la posibilidad de que le entre somnolencia o se duerma en las siguientes situaciones en vez de sentirse cansado? Se refiere a su vida diaria reciente. Incluso si no le ha ocurrido recientemente, decida cómo le habrían afectado. Utilice la escala indicada a continuación para escoger el número más adecuado para cada situación:

0 = nunca me adormilo

1 = ligera posibilidad de adormilarse

2 = moderada posibilidad de adormilarse

3 = alta posibilidad de adormilarse

Es importante que conteste cada pregunta lo mejor posible.

Situación	Posibilidad de adormilarse
Sentado y leyendo	
Mirando la televisión	
Sentado en un lugar público (por ejemplo un teatro o una reunión)	
Como pasajero en un coche durante una hora sin descanso	
Descansando acostado por la tarde cuando las circunstancias lo permiten	
Sentado y hablando con alguien	
Sentado tranquilamente tras comer sin beber alcohol	
En el coche, parado unos minutos debido al tráfico	

Puntuación en la escala de somnolencia Epworth

Una puntuación del 1 al 6 indica que no está somnoliento durante el día. Una puntuación del 7 al 8 está dentro de lo normal. Una puntuación de 9 o superior indica que siente somnolencia durante el día y es importante descubrir el porqué. Una puntuación de 18 o superior indica que siente mucha somnolencia durante el día y que debe tomar las precauciones necesarias en esos momentos de sueño como no conducir u operar maquinaria.

¿Es cansancio, fatiga o falta de sueño?

Tal como puede haber descubierto al evaluarse de acuerdo a la Escala de somnolencia Epworth hay una diferencia entre el cansancio y la fatiga. Mucha gente con insomnio se describe como agotada durante todo el día pero no puede dormirse si intenta hacer la siesta. El agotamiento (la fatiga) es la sensación de estar exhausto, ya sea física o mentalmente, mientras que la somnolencia es la dificultad de mantenerse despierto y alerta. Por supuesto se puede sentir somnolencia y fatiga al mismo tiempo. La mayoría de las personas que sufren de insomnio sienten fatiga, y no somnolencia, durante el día. En el siguiente capítulo veremos otros trastornos del sueño que pueden estar causándole somnolencia.

La falta de sueño crónica puede afectar su desempeño en el trabajo y en otras actividades y hacerle sentir lento o que se distrae fácilmente. Incluso puede afectar su salud física ya que muchas enfermedades empeoran por falta de sueño. ¿Por qué le estoy recordando los posibles problemas que pueden ocurrir debido a la falta de sueño? Como motivación, pues necesita empezar ahora y hacer algo sobre su problema del sueño.

Quizás se esté preguntando "¿Cuántas horas de sueño necesito?" No existe una respuesta clara a esta pregunta. Diferentes personas necesitan diferente cantidad de horas, con lo cual no debe compararse con amigos, vecinos, familiares o su pareja. Mejor preste atención a cómo se siente durante el día. Si tiene energía todo el día sin necesidad de consumir demasiada cafeína probablemente duerma lo suficiente por la noche. Sin embargo, si se siente cansado a menudo, o incluso ocasionalmente, puede estar falto de sueño.

Evalúe el impacto de su problema de sueño

Este ejercicio le ayudará a examinar cómo su problema de sueño y la consiguiente falta de sueño le están afectando el resto de la vida diaria.

sí	no	
____	____	¿Se queda a veces en casa en vez de ir al trabajo por dormir mal?
____	____	¿Evita situaciones sociales por dormir mal?
____	____	¿Su desempeño en el trabajo sufre por dormir mal?
____	____	¿Ha pasado tiempo y gastado dinero para su problema de sueño en tratamientos tradicionales como medicaciones y citas médicas?
____	____	¿Ha pasado tiempo y gastado dinero para su problema de sueño en tratamientos no tradicionales como acupuntura, medicina natural y aromaterapia?
____	____	¿Se ha dormido al volante o se ha sentido somnoliento conduciendo tras una noche de dormir mal?
____	____	¿Son peores su atención y concentración tras haber dormido mal?
____	____	¿Cree que su problema de sueño le afecta la relación con su familia, amigos o pareja?
____	____	¿Se siente demasiado cansado durante el día para hacer ejercicio?
____	____	¿A menudo se siente cansado o lento durante el día?
____	____	¿Ha ganado peso recientemente o come más de lo habitual?
____	____	¿Se preocupa excesivamente de su sueño?
____	____	¿Se siente irascible o triste tras haber dormido mal?

Si contestó SÍ a 1 o 2 preguntas su problema del sueño le está afectando el resto de la vida diaria y es importante que empiece a tenerlo en cuenta. Si contestó SÍ a 3 o 4 preguntas su insomnio tiene ya un cierto impacto en su vida. Si contestó SÍ a 5 o más preguntas su falta de sueño le está afectando la vida de modo significativo y es muy importante que se centre en resolverlo. Afortunadamente, al continuar con la lectura, los ejercicios y las técnicas de auto-ayuda de este cuaderno estará en posición de dormir mejor.

Personas "de poco dormir" y "de un dormir excesivo"

Algunas personas, las "de poco dormir," necesitan dormir menos que la mayoría de la gente para sentirse descansadas y bien durante el día. Otras, las "de un dormir excesivo," necesitan dormir más horas diariamente para sentirse bien. De acuerdo con la clasificación internacional de los trastornos del sueño [*International Classification of Sleep Disorders*] las "de poco dormir" suelen dormir cinco horas o menos al día sin que se aprecie ningún efecto en su funcionamiento diario (American Academy of Sleep Medicine [AASM] 2005). Para las "de poco dormir" el necesitar menos horas de sueño es una ocurrencia natural y no es debido al deseo de restringir o evitar el sueño ni al uso de estimulantes.

Las "de un dormir excesivo" normalmente necesitan diez o más horas por noche para sentirse en forma durante el día. Si las de un dormir excesivo no duermen la cantidad de horas que necesitan suelen sentirse adormiladas durante el día. Este patrón de más horas de sueño suele comenzar durante la infancia pero factores sociales, ocupacionales y del medio ambiente pueden hacer difícil que sigan durmiendo las horas que necesitan. En estos casos, se sentirán adormiladas durante el día o su funcionamiento diario se verá afectado incluso si duermen una media de ocho horas.

El número de horas que una persona necesita dormir puede variar de una noche a otra. Por ejemplo, cuando uno está enfermo puede necesitar más horas puesto que está fatigado y con menos energía y también porque su cuerpo necesita descansar para recobrar fuerzas. Igualmente, si ha estado haciendo ejercicio con regularidad puede notar que su cuerpo necesita más horas de sueño por noche para estar descansado. Por el contrario, puede haber otras ocasiones en las que necesite dormir menos, quizás por la emoción en la espera de algún acontecimiento y que se sienta bien y lleno de energía durante el día. En el capítulo 4 le ayudaré a descubrir cuántas horas de sueño son las adecuadas para Ud. Las técnicas de restricción de sueño del capítulo 7 también le serán de utilidad.

CUESTIONANDO MITOS SOBRE EL SUEÑO

Ahora que ya ha aprendido algunas de las nociones básicas sobre el sueño veamos algunos de los mitos sobre el sueño que pueden estar contribuyendo a su problema.

Mito 1: El pasar más tiempo en cama por la noche me ayudará a dormirme.

No, todo lo contrario. Cuanto más tiempo pase en cama sin dormir, más su cuerpo y mente asociarán la cama con estar despierto y más difícil se le hará el dormirse. Por ello, en vez de sentirse más relajado y adormilado cuando se va a la cama de hecho se está condicionando a creer que la cama es el lugar donde no duerme bien y le hará sentirse más frustrado.

Mito 2: Necesito un mínimo de ocho horas cada noche para gozar de buena salud.

Esto no es exactamente cierto pero es fácil ver por qué lo cree. Los medios de comunicación a menudo malinterpretan la información que aparece en la investigación o bien solo informan de un aspecto de un descubrimiento. Hay muchos factores que afectan la salud o sea que atribuir sólo la falta de sueño a problemas de salud no tiene ningún sentido desde el punto de vista médico. Aunque quiero insistir en la importancia de dormir lo suficiente no existe un "número ideal" de horas que todo el mundo deba dormir para gozar de buena salud física y mental. Como se mencionó anteriormente, el número de horas que se necesita varía enormemente de persona a persona. El mejor indicador de si está durmiendo lo suficiente es cómo se siente y cómo funciona durante el día.

Recuerdo que una mujer saludable de cuarenta y tres años me dijo: "Desde que tenía unos veinte años he estado durmiendo seis horas por noche y me siento perfectamente bien. Tengo mucha energía durante el día y me va muy bien en mi trabajo, que es muy exigente. Sin embargo siempre estoy leyendo en el periódico que debería dormir por lo menos ocho horas por noche. No quiero que mi salud se vea afectada." Por ello empezó a pasar más tiempo en cama esperando adormilarse pero no le ocurrió. Afortunadamente vino a verme lo suficientemente pronto y evitó reforzar un mal hábito que podría haberse convertido en un problema crónico del sueño. Tras compartir solo información con ella se fue de mi oficina sintiéndose mejor y con la certeza de que no tenía un problema del sueño.

Mito 3: Una breve siesta durante el día no afectará cómo duerma de noche.

Falso. Tal como mencioné anteriormente, cada persona tiene requisitos de sueño particulares. El sueño se acumula a través de un período de 24 horas, no sólo en una noche. Por ello, si normalmente necesita siete horas de sueño para sentirse descansado y plenamente bien, el tomar una siesta de una hora durante el día puede reducir la cantidad de horas que necesita dormir esa noche a sólo seis.

Por la misma razón, si le cuesta dormirse o mantenerse dormido de noche, es importante que no tome una siesta durante el día pues no hará más que empeorar sus problemas de noche. El poder dormirse depende del sueño que tenga y de cuántas horas lleve despierto. Si toma una siesta durante el día puede tener un efecto en estos dos factores. La capacidad de dormir también se ve afectada por cuestiones sociales y por el ritmo circadiano (un ciclo de procesos fisiológicos, bioquímicos y de comportamiento de aproximadamente veinticuatro horas y que se generan internamente pero también pueden verse influenciados por factores externos).

Mito 4: Sólo sufren de insomnio las personas que también sufren de ansiedad o depresión.

No es cierto. Aunque la depresión o la ansiedad pueden causar insomnio también pueden causarlo muchas otras cosas. Cubriré este tema en más profundidad en capítulos posteriores pero, por el momento, sólo tenga presente que el insomnio puede tener como causa problemas médicos, otros trastornos del sueño, efectos secundarios de la medicación, una precaria higiene del sueño y otros trastornos psiquiátricos diferentes de la depresión y la ansiedad. También puede existir por sí solo y ser el único problema. Aunque en el pasado se entrenó a los especialistas del sueño y a los médicos a creer que el insomnio era siempre el síntoma de otro problema, la investigación reciente indica que no siempre tiene que ser así (Edinger et al. 2008; Richardson 2007; Mai and Buysse 2008). En otras palabras, algunas veces el insomnio puede ocurrir por sí solo, sin relación alguna con otros problemas médicos o psiquiátricos.

Mito 5: Un par de tragos antes de acostarme me ayudan a dormir mejor por la noche.

Falso. Aunque justo después de ingerir alcohol se sienta soñoliento y se duerma fácilmente, de hecho, el alcohol puede interrumpir su arquitectura del sueño y hacer que su sueño sea menos restaurador. Puede ser que se pase la última parte de la noche dando vueltas de un lado al otro de la cama o que tenga que ir al baño algunas veces de más. En resumidas cuentas, el alcohol no es buena ayuda para el sueño y no debiera usarse de este modo.

Mito 6: Mirar la televisión en cama por la noche me ayuda a dormirme.

No es cierto. De hecho, suponiendo que esté prestando atención, la mente se le activa al mirar la televisión. Experimenta estímulos visuales y auditivos y ninguno de ellos le ayuda a dormir bien. Aunque en el pasado quizás no haya tenido problemas al mirar la televisión en cama ha decidido leer este libro porque quiere mejorar el sueño y, por lo tanto, debe mirar la televisión en otro cuarto y no al acostarse.

Mito 7: Si no duermo lo suficiente durante la semana siempre puedo recuperar el sueño durante el fin de semana.

¿Se acuerda de cuando pensaba esto, especialmente de adolescente o cuando estaba en la universidad? Desafortunadamente, no es del todo cierto. Aunque pueda dormir más horas durante el fin de semana y sentirse mejor esos días, eso no le impide sentirse falto de sueño durante la semana. Si funciona con dificultad durante la semana porque no duerme lo suficiente el dormir más los fines de semana sólo le ayudará a sentirse mejor los días siguientes. No hay forma de ponerse al día con el sueño. Una vez se va, se va para siempre. Es importante que se dé cuenta de que no puede excederse trabajando de más o manteniéndose despierto hasta muy tarde y luego esperar recobrar el sueño en otro momento. Simplemente no funciona así; pero no se desaliente pues este libro le ayudará en el camino a lograr un sueño restaurador la mayor parte del tiempo (lo cual puede suponer el tener que hacer cambios drásticos en su estilo de vida).

Recuerdo que en Nueva York tenía un paciente que era músico. Tenía treinta y tantos años, tocaba en bares y clubs nocturnos hasta tarde y a menudo no se acostaba hasta las cuatro o cinco de la madrugada. Dormía unas pocas horas y luego se tenía que levantar para ocuparse de cosas como pagar cuentas, hacer recados o ver a amigos durante el día. Intentaba recuperar el sueño los días que no trabajaba pero no le funcionaba. Siempre andaba cansado sencillamente porque no dormía lo suficiente. Como quería seguir trabajando como músico y los únicos trabajos que encontraba eran de noche ideamos un horario de sueño que le permitía dormir al menos siete horas al día y sin cambiar la hora de irse a dormir y de despertarse los días que no trabajaba. Se sintió mucho mejor con este nuevo horario y también pudo seguir haciendo lo que le encantaba hacer.

Lo importante es que no debe restringir el sueño por su propia voluntad pensando que puede recuperarlo en otro momento. Aunque todo el mundo puede pasar una o dos noches en las que no duerma lo suficiente no debería convertirse en algo habitual. Como mencioné anteriormente, la falta de sueño crónica pueden tener consecuencias médicas peligrosas.

RESUMIENDO

Este capítulo le proporcionó información básica sobre el sueño. Ahora está listo para aprender sobre el insomnio y empezar a examinar los factores que contribuyen a una buena o mala noche. Con estos conocimientos estará mejor preparado para lograr el descanso que necesita.

CAPÍTULO 2

¿Qué es el insomnio?

En estos momentos quizás se esté preguntando "¿Por qué estoy cansado todo el tiempo y sin embargo cuando me acuesto no me puedo dormir? Lo más probable es que Ud. mismo se ha condicionado a dormir mal, un fenómeno que trataré en profundidad más adelante. En algún momento del pasado y debido al estrés u otro cambio en su vida (el principio de un nuevo trabajo, una enfermedad de corta duración, etc.) se pasó noches sin dormir. Conoce a gente que ha tenido el mismo problema y todo el mundo le dice que no se preocupe, que pronto volverá a dormir bien.

¿Pero qué ocurre cuando la situación no mejora sino que, de hecho, empeora? Probablemente ya no sienta el estrés del nuevo trabajo o de cualquiera que fuera la situación que lo mantenía despierto al principio y aun así no duerme bien y, lo que es peor, ha empezado a desarrollar hábitos del sueño perjudiciales. Puede ser que esté pasando más tiempo acostado en cama pero cada día duerma menos. O puede que haya intentado irse a la cama un poquito antes cada noche esperando dormir todo lo que necesita. Pero si funcionara no estaría leyendo este libro. Puede ser que esté durmiendo tan mal que algunas noches se las pasa acostado, despierto por lo que parece una eternidad, dándose la vuelta a uno y otro lado, esperando llegar a dormir al menos un par de horas antes de que salga el sol.

EXPLICACIÓN DEL INSOMNIO

Antes de que empiece este proyecto de mejorar cómo duerme es importante que entienda qué es el insomnio, sus tipos y síntomas. Aunque existen diferentes definiciones del insomnio de acuerdo con diversos autores empecemos por ir directamente a la clasificación del diagnóstico según la Academia americana de la medicina del sueño (American Academy of Sleep Medicine) y su *Clasificación internacional de desarreglos del sueño*. Define el insomnio como "la continua dificultad con el inicio del sueño, su duración, consolidación y calidad que ocurre a pesar de contar con el tiempo adecuado y la oportunidad de dormir y que resulta en algún tipo de discapacidad durante el día" (AASM 2005, p. 1). La mayoría de la gente con insomnio tiene dificultad en dormirse, lo que se denomina *insomnio de inicio del sueño*, o bien en permanecer dormida, lo que se conoce como *insomnio de mantenimiento del sueño*. Si tiene insomnio es posible que también le cueste funcionar durante el día. Por ejemplo, puede que se irrite fácilmente, que esté de muy mal genio o simplemente de mal humor. Otras discapacidades pueden incluir el sentirse lento, cansado, con extrema fatiga o el manifestar dificultades de atención y concentración. Y lo que es peor, aunque esté cansado durante el día probablemente no pueda dormir bien de noche ni hacer una siesta cuando sienta que realmente la necesita.

Insomnio transitorio o agudo

Ya sea transitorio o agudo el insomnio es un problema del sueño a corto plazo. De hecho, es muy común y a menudo ocurre en épocas de estrés tales como perder a un ser querido, mudarse a otra ciudad, cambiar de trabajo o el fin de una relación significativa. Incluso ocasiones alegres como planear una boda, graduarse de la universidad o dejar a su hijo en la escuela su primer día de clase pueden ser causa de estrés y provocar insomnio.

El insomnio transitorio puede ser resultado de: una breve enfermedad; la interrupción del horario habitual debido al jet lag o al cambio de turno en el trabajo; factores ambientales tales como luz, sonido o cambios de temperatura; ciertas medicaciones, especialmente contra el resfriado, la alergia, el asma, y la presión alta; o un malestar o dolor físico o emocional. En la mayoría de los casos de insomnio transitorio los síntomas desaparecen tras unos días o máximo un par de semanas y no causan problemas a largo plazo. Aun así, puede ser que el insomnio transitorio sea una molestia significativa y quiera desarrollar algunas habilidades para lidiar con él. Tal vez esté preocupado de que la próxima vez que tenga una recaída con el insomnio transitorio se volverá crónico y le dificultará el funcionar. Este manual no es sólo para personas con insomnio crónico, a largo plazo. Si sufre de insomnio transitorio puede ayudarle a dormir mejor y a prevenir que su insomnio a corto plazo se convierta en un problema crónico, a largo plazo.

Insomnio condicionado o aprendido

A diferencia del insomnio transitorio que es a corto plazo y normalmente debido a una causa de estrés identificable, en el insomnio condicionado la situación de estrés que inicialmente causó el desarreglo del sueño puede haber desaparecido hace tiempo pero a Ud. aún le cuesta o dormirse o permanecer dormido o ambos. Es importante poner fin a este tipo de problema. Cuanto más espere más probabilidades tendrá que su insomnio se vuelva peor. El insomnio se considera crónico cuando ocurre por lo menos tres noches a la semana durante un mes o más tiempo.

(Técnicamente, a este tipo de insomnio se lo denomina insomnio psicofisiológico y aparece explicado con detenimiento un poco más adelante).

Si tiene insomnio condicionado puede ser que pase mucho tiempo pensando en sus problemas con el dormir, lo cual lleva a estar más despierto a la hora de dormir. Por ello, incluso cuando empieza a prepararse para irse a dormir se siente más alerta y despierto y puede ser que le cueste dejar de pensar/desconectar. Este aumento de nivel de alerta a la hora de dormir es una respuesta condicionada fisiológicamente que contribuye a la dificultad en dormirse. En otras palabras, las personas con insomnio psicofisiológico han aprendido a dormir mal. Esto puede llevar a un funcionamiento reducido durante el día. La clave es poner fin al patrón tan pronto como se dé cuenta de que ocurre o que le está causando un trastorno en su vida.

Si tiene los síntomas crónicos de insomnio su vida social y laboral pueden sufrir, especialmente si pasa gran parte del día preocupado por su carencia de sueño. Algunas personas empiezan a limitar sus actividades sociales pensando que el salir una noche con los amigos les hará empeorar el insomnio; otras piensan que su rendimiento en el trabajo es limitado lo cual puede afectar mucho su calidad de vida. Además, la falta de sueño puede causar síntomas físicos tales como dolor de cabeza, dolores musculares o problemas estomacales pero ¡no se preocupe! Este manual puede ayudarle a combatir el insomnio tanto si se trata de un problema a corto plazo como a largo plazo.

TIPOS DE INSOMNIO

La clasificación internacional de desarreglos del sueño, *International Classification of Sleep Disorders* (AASM 2005) organiza el insomnio en los siguientes tipos:

- Insomnio de ajuste (o insomnio agudo)

- Insomnio psicofisiológico

- Insomnio paradójico

- Insomnio idiopático

- Insomnio debido a algún trastorno mental

- Higiene del sueño inadecuada

- Insomnio de comportamiento de la niñez

- Insomnio debido a medicamentos o sustancias

- Insomnio debido a condición médica

- Insomnio no debido a sustancia ni condición fisiológica conocida, no especificado (insomnio no orgánico, no especificado)

- Insomnio fisiológico (orgánico) no especificado

¿A que no sabía que los especialistas del sueño tuvieran tantas maneras de clasificar los problemas al dormir?

Si todavía no ha buscado ayuda médica para su problema del sueño y cree que puede tener insomnio es importante que vea a un médico capaz de evaluar las posibles causas de su insomnio y diagnosticarlo correctamente y así descartar otras enfermedades o efectos secundarios de medicación, por ejemplo. Sin embargo, puede ser que su médico le recomiende medicamentos para dormir. En ese caso, recuerde que *sí puede* mejorar su sueño sin medicación. Hay importantes razones para decirle esto y que exploraremos detenidamente en el capítulo 3.

¿QUÉ TAN COMÚN ES EL INSOMNIO?

Si está leyendo este libro es probable que Ud. o un ser querido experimente problemas al dormir. Desafortunadamente, las estadísticas indican que el insomnio es un problema bastante común. El

Instituto Nacional de la Salud (2005) estima que si bien un 10 por ciento de americanos satisface los criterios de diagnóstico del insomnio debido a sus problemas para dormir por la noche y su funcionamiento limitado durante el día, hay hasta un 30 por ciento de la población en los Estados Unidos con desórdenes del sueño. Esto significa que de 30 a 90 millones de norteamericanos tienen problemas al dormir. (Para el propósito de este libro, se usará el término "insomnio" de modo general para referirse a problemas con el dormir vaya o no acompañado de problemas de funcionamiento durante el día). En los Estados Unidos y en otros países industrializados del mundo la prevalencia del insomnio es alta y algunos estudios indican que aproximadamente un 35 por ciento de la población general tiene insomnio (Sateia et al. 2000). De acuerdo con la encuesta de 2007 sobre el dormir, *Sleep in America*, de la fundación nacional del sueño (*National Sleep Foundation*), un 58 por ciento de los adultos en los Estados Unidos tienen problemas al dormir un par de noches por semana o más. La encuesta encontró que el insomnio es el trastorno del sueño más común entre los adultos más mayores, afectando un 48 por ciento de ellos. Además, unos estudios muestran que entre 12 y 25 por ciento de los adultos sanos más mayores tienen insomnio crónico (Morin, Colecchi, et al. 1999), mientras que otros estudios estiman que esta cifra es de hasta un 57 por ciento entre la población general de ancianos (Foley et al. 1995). Estos números son incluso más altos para la población con enfermedades médicas o psiquiátricas.

En la encuesta de 2007, *Sleep in America*, la fundación nacional del sueño (*National Sleep Foundation*), enfocó su estudio en las mujeres. Descubrió que aproximadamente un 67 por ciento de las mujeres afirman tener problemas al dormir al menos un par de noches por semana y un 46 por ciento los tiene cada noche o casi cada noche. Además, prácticamente la mitad de las mujeres indican que se pasan mucho tiempo despiertas de noche, al menos un par de noches por semana el mes anterior, y al levantarse por lo general no se sienten descansadas.

Aproximadamente una tercera parte de las mujeres entrevistadas dijo que se despertaba muy temprano y no podía volver a dormirse. Es aún más probable que las mujeres embarazadas y las que han dado a luz recientemente tengan problemas al dormir que el resto, por lo menos un par de veces por semana.

Las consecuencias de esta epidemia de dormir mal son significativas para la salud pública. Se calcula que los costos asociados con el insomnio van desde $92.5 millones a $107.5 anualmente (Stoller 1994). Estos costos provienen de visitas más frecuentes al médico, pérdida de días de trabajo, uso más elevado de medicamentos con receta o sin ella, y otros tipos de tratamientos para el sueño. Tal como se mencionó anteriormente, el insomnio también puede tener un impacto negativo en la calidad de vida, el funcionamiento social y el rendimiento en el trabajo. Además también puede afectar a la familia, los amigos y los cuidadores. Los estudios indican que la prevalencia y consecuencias del insomnio se subestiman puesto que los profesionales del cuidado de la salud no saben lo suficiente sobre los asuntos relacionados con el sueño (Sateia et al. 2000).

EL INSOMNIO PSICOFISIOLÓGICO

El insomnio para el que la mayoría de las personas buscan tratamiento es el *insomnio psicofisiológico* (presentado anteriormente como el insomnio condicionado o aprendido). Para cumplir con los criterios del insomnio psicofisiológico las personas debe haber tenido problemas para dormirse o mantenerse dormida por lo menos durante un mes y sin que el problema pueda explicarse ni por alguna otra condición médica, mental, neurológica, ni otro trastorno del sueño, ni el uso de medicamentos u otras sustancias. Si tiene insomnio psicofisiológico hay un aspecto de este desarreglo del sueño que es condicionado. Con el paso del tiempo, se inquieta al acostarse o al tumbarse en la cama con lo que puede sentirse completamente despierto cuando está intentando dormirse. Las personas con insomnio psicofisiológico a menudo lo describen como la incapacidad de desconectar por la noche.

¿Le resulta familiar todo esto? ¿Se queda en cama pensando en todas las cosas que tiene que hacer al día siguiente, en sus problemas, o simplemente está preocupado pensando en cuando logrará dormirse esa noche? Si es así, es probable que sufra de insomnio psicofisiológico.

La definición de insomnio psicofisiológico

Para una definición del insomnio psicofisiológico veamos los criterios que indican el mundo de la medicina del sueño y el campo psiquiátrico. La clasificación internacional de trastornos del sueño (AASM 2005) indica que para que se considere insomnio psicofisiológico se tienen que dar uno o más de los siguientes síntomas:

- Se enfoca demasiado en el dormir y tiene un nivel elevado de ansiedad en relación al dormir.

- Le cuesta dormirse en cama a la su hora habitual o al intentar hacer una siesta pero no tiene problema en dormirse sin intentarlo mientras está ocupado en actividades monótonas o aburridas (por ejemplo en el cine o durante una charla aburrida).

- Duerme mejor cuando está fuera de su casa (en un hotel o en casa de una amiga) que en su casa.

- Al acostarse siente algo como una invasión: por su mente corre una idea tras otras, con rapidez, aunque no quiera; o simplemente siente que le es imposible dejar de pensar o desconectar.

- Le es difícil relajarse o sentirse lo suficientemente en calma para dormirse una vez se acuesta.

La definición de insomnio psicofisiológico fue elaborada por investigadores y expertos en la medicina del sueño pero también hay una clasificación del insomnio desde la perspectiva de la psiquiatría. El *Diagnostic and Statistical Manual of Mental Disorders*, manual de diagnóstico de los trastornos mentales publicado por la asociación americana de psiquiatría, (American Psychiatric Association o APA), en 1994, divide el insomnio en cuatro categorías:

- Insomnio primario
- Trastorno del sueño debido a una enfermedad mental
- Trastorno del sueño debido a una condición médica general
- Trastorno del sueño inducido por alguna sustancia

El primero de éstos, el insomnio primario, es el más cercano al insomnio psicofisiológico. Lo resumen como "la expresión de una queja sobre la dificultad en iniciar o mantener el sueño, o de un sueño no reparador, que dura por lo menos un mes y que causa angustia o una discapacidad clínicamente significativa en el funcionamiento social, ocupacional o de otras áreas de importancia" (American Psychiatric Association 1994, p. 553). Al igual que con el insomnio psicofisiológico, se diagnostica como insomnio primario cuando el problema no es causado exclusivamente por otro trastorno del sueño, enfermedad mental o efectos de una sustancia determinada. Los otros tipos de insomnio que aparecen en la lista del Manual de diagnóstico de desórdenes mentales se pueden agrupar como insomnio secundario. Son causados por otros problemas como dolor, ciertas medicaciones, problemas de salud (tales como depresión, acidez de estómago, asma, cáncer o artritis) o la ingestión de sustancias como drogas o alcohol.

Resumiendo, el término "insomnio" se refiere a la dificultad para conciliar el sueño o mantenerse dormido, o el despertarse demasiado temprano por la mañana. Si experimenta cualquiera de estos problemas probablemente se sienta frustrado por sus dificultades con el dormir.

INSOMNIO SECUNDARIO

Durante mucho tiempo el insomnio se consideró un síntoma y no un diagnóstico en sí mismo. Y aunque hoy día hay evidencia de que el insomnio puede ocurrir por sí solo veamos esta idea de insomnio como síntoma. Esto significa que el insomnio puede ser causado por muchos factores diferentes y que, para resolverlo, hay que descubrir la causa principal del problema. Para ello, las secciones que siguen a continuación discuten algunas de las causas más comunes del insomnio secundario (la depresión, la ansiedad, condiciones médicas, medicamentos y otros desórdenes del sueño) y le ayudarán a determinar si alguna de estas causas puede ser la raíz de su problema.

Insomnio y depresión

El insomnio puede estar relacionado con la depresión o la ansiedad en personas de todas las edades. Las investigaciones han encontrado que de 14 a 20 por ciento de los adultos que sufren de insomnio también presentan síntomas de depresión clínica (Benca 2000). Al evaluarlas en los laboratorios del sueño, la mayoría de las personas con depresión muestran una arquitectura del sueño diferente que las personas no deprimidas. Por ejemplo, su actividad REM es mayor y un mayor porcentaje de la totalidad de su sueño lo pasan en sueño REM. En otras palabras, las personas con depresión presentan más movimiento ocular rápido mientras duermen y más movimiento ocular durante el sueño REM que las personas no deprimidas. Como resultado de esto, las personas con depresión normalmente pasan menos tiempo en el sueño delta, reparador y de onda lenta que las personas no deprimidas. También entran en su primer período REM más rápidamente que las personas no deprimidas. Es interesante notar que muchos de los antidepresivos suprimen el sueño REM. De hecho, la investigación ha encontrado que la falta de sueño puede mejorar los síntomas de depresión aunque, naturalmente, esta no es una solución apropiada ni viable a largo plazo (Benca 2000).

Los síntomas de la falta de sueño frente a los síntomas de la depresión

El no dormir bien puede dar lugar a cambios de humor. Quizás haya notado que últimamente se siente más irritable o a punto de saltar con quienes le rodean. Quizás ya no es la persona tranquila y amigable que solía ser. Todo parece molestarle cuando ha pasado una mala noche. Eso es normal: sentirse irritable o de mal genio es común en la gente que sufre de falta de sueño. Otros síntomas de no dormir lo suficiente incluyen menos motivación, poca atención y concentración, falta del deseo de hacer las cosas que solían gustarle o incluso falta de placer al hacer las cosas que solían gustarle. Este último síntoma, denominado anhedonia, está usualmente asociado con la depresión. De hecho, todos los síntomas mencionados anteriormente también pueden ser síntomas de depresión. Otros síntomas de la depresión incluyen tristeza, falta de esperanza, sentimiento de culpa, disminución del deseo sexual, llanto/necesidad de llorar. Estos síntomas normalmente no se asocian con el insomnio o sea que si experimenta alguno de ellos es importante que lo discuta con su médico.

Lista de síntomas de la depresión

Para evaluar si está deprimido o sufre de depresión lea cuidadosamente la lista incluida a continuación y marque cualquier síntoma que haya experimentado en las últimas dos semanas.

_____ Se siente triste o desanimado la mayoría de los días.

_____ Llora más a menudo que de costumbre.

_____ Ha experimentado cambios de apetito.

_____ Tiene menos energía.

_____ Está más irritable que de costumbre.

_____ Le cuesta mantener la atención y concentrarse.

_____ Se siente triste casi todo el tiempo.

_____ Se siente menos motivado.

_____ Disfruta menos de las actividades que antes solía disfrutar.

_____ Se siente culpable más a menudo de lo que se solía sentir.

_____ No tiene esperanza en el futuro.

_____ Se gusta menos que de costumbre.

_____ Ha perdido el interés en actividades o en otras personas.

_____ Se siente más fatigado que de costumbre.

_____ Le es más difícil tomar decisiones que de costumbre.

_____ Ha pensado en suicidarse.

Si ha marcado cinco o más puntos se considera que sufre de síntomas significativos de la depresión. Si respondió afirmativamente a pensar en suicidarse debe buscar ayuda profesional de inmediato.

¿Qué fue antes la depresión o el insomnio?

Mucha gente se pregunta "¿Es la depresión la que me causa problemas al dormir o es la falta de sueño la que me ha llevado a la depresión?" Esta es una pregunta difícil de contestar y a menudo nos deja confusos y preguntándonos qué tratar primero incluso a los mejores especialistas del sueño. Por ello, intentemos pensar en ambos a la vez.

En primer lugar, vayamos a la lista del ejercicio anterior. Junto a cada síntoma que marcó anote la fecha en que empezó a experimentarlo. Puede ser que no recuerde la fecha exacta pero intente recordar una fecha aproximada. Una vez que tenga las fechas anotadas junto a los síntomas vuelva a observar la lista. ¿Empezaron la mayoría de los síntomas más o menos a la vez? De ser así, ¿Cuándo empezó a experimentar la mayoría de los síntomas? A continuación indique la fecha o fechas, por ejemplo, "entre el 15 y el 25 de febrero" o "alrededor del 15 de abril" _____

Ahora, piense en la época en que empezó a tener problemas al dormir. ¿Cuándo fue? A continuación indique la fecha aproximada:

_____

¿Qué fue antes, los síntomas de depresión o el insomnio?

_____

¿Logró encontrar la respuesta a qué empezó antes, la depresión o el insomnio? Si la mayoría de los síntomas de depresión empezaron antes de que empezara a tener insomnio entonces es la depresión la que le está causando problemas al dormir. ¿Ha tenido algún episodio de depresión en el pasado? De ser así ¿también le supuso dormir mal? En algunas ocasiones, el insomnio es el primer signo de que una persona sufre de depresión o la razón por la que la persona decida ir en busca de ayuda. Si todavía no ha buscado ayuda para la depresión le recomiendo que lo haga.

Con todos los tipos de ayuda que hay disponibles para la depresión no tiene que estar sufriendo estos síntomas.

Aunque el dormir mal puede ser debido a la depresión la gente que sufre de depresión también puede experimentar insomnio como un problema independiente, no relacionado con la depresión. Si recuerda haber tenido problemas al dormir durante un tiempo, antes de que empezaran a aparecer otros síntomas de depresión, entonces es posible que su insomnio no sea a causa de la depresión. Afortunadamente, el acercamiento de este manual puede ayudarle en cualquiera de los dos casos. Puede ser beneficioso para Ud. el tratar el insomnio por separado, aunque esté sufriendo de depresión o ansiedad. Aun así, es importante que intente descubrir si es la depresión la que le está causando el insomnio o el insomnio el que le está causando la depresión para no ignorar los síntomas de depresión o ansiedad.

De acuerdo con el Manual de diagnóstico de los trastornos mentales publicado por la asociación americana de psiquiatría (*American Psychiatric Association*) en 1994, se requieren cinco o más síntomas para que pueda diagnosticarse como depresión o trastorno depresivo mayor. Además, uno de estos síntomas tiene que ser estado de ánimo depresivo o falta de interés o placer en actividades que antes disfrutaba. Si ha establecido que manifiesta los síntomas de depresión aun así es importante que intente diferenciar causa de efecto, es decir, si la depresión le ha causado el insomnio o el insomnio le ha causado la depresión.

Comprenda la relación entre el insomnio y la depresión

Si la depresión es parte de su problema, intentemos descubrir si su insomnio es insomnio primario o psicofisiológico, en el cual sus problemas al dormir son aprendidos o debidos al condicionamiento; o insomnio secundario causado por la depresión.

1.	¿Qué experimentó primero insomnio o depresión?

_____

2.	¿Cuánto tiempo después de que le empezara la depresión empezó a experimentar el insomnio? ¿Fueron días, semanas, meses? ¿O cuánto tiempo después de que le empezara el insomnio empezó a experimentar síntomas de depresión?

_____

3.	¿Le mejora el insomnio cuando le mejora la depresión?

_____

4.	¿Le empeora el insomnio cuando le empeora la depresión?

_____

5.	¿Qué otros factores le afectan el insomnio? Considere los siguientes ejemplos: un día estresante en el trabajo; una discusión con un amigo, miembro de la familia, o su esposo o esposa; una breve enfermedad como la gripe o un resfrío; preocupaciones por las finanzas; tener un hijo enfermo; salir de vacaciones al día siguiente. A continuación, haga una lista de esos factores y considere si alguno de ellos está siempre conectado con su depresión.

_____

_____

_____

_____

_____

Veamos qué pueden significar sus respuestas a cada una de las preguntas.

Para la pregunta 1, si recuerda tener primero síntomas de depresión entonces su insomnio está probablemente relacionado con la depresión. Sin embargo, si recuerda tener insomnio primero no puede concluir lo opuesto, que el insomnio le causó depresión. Como se mencionó anteriormente, a veces, el primer síntoma de depresión en aparecer es el insomnio. Muchas veces, el insomnio que está relacionado con la depresión se manifiesta inicialmente con el despertarse muy temprano. Ahora bien, si el insomnio empeora y adquiere vida propia puede también conducir a la dificultad en dormirse. La próxima pregunta le aclarará cuál de ellos empezó primero.

Su respuesta a la pregunta 2 puede proveerle claves de gran ayuda para encontrar la causa de su problema. Si notó que primero tenía insomnio pero empezó a sentirse deprimido poco después, en cuestión de días o semanas, entonces es probable que tuviera una depresión subyacente que se manifestó por primera vez a través del dormir. Esto no está fuera de lo normal. Sin embargo, si pasó más tiempo entre el inicio del insomnio y el inicio de otros síntomas de depresión, como un par de meses o más, entonces o el insomnio puede haberle causado los síntomas de depresión o puede ser que insomnio y depresión no estén relacionados. De igual modo, si empezó a tener insomnio poco después de tener síntomas de depresión su insomnio es probablemente resultado de la depresión. Sin embargo, si el insomnio se le desarrolló unos meses más tarde puede que sea un problema independiente. Si el insomnio parece ser independiente de la depresión entonces necesita ayuda que sea específicamente para su problema con el dormir. Muchas personas van en busca de ayuda para el insomnio incluso si durante años llevan teniendo síntomas de depresión que vienen y se van.

Las preguntas 3 y 4 se ocupan de este asunto en más profundidad al asesorar si la gravedad de su insomnio está asociada a la gravedad de su depresión. Si respondió afirmativamente a cualquiera de esas preguntas es posible que su depresión sea la que le esté causando el insomnio. Hay momentos mejores y peores durante el transcurso de cualquier enfermedad mental seria, incluida la depresión, y es importante ser consciente de cómo esto puede estar afectándole el sueño. Una mejor comprensión de los modos en que la depresión le afecta el sueño puede concientizarle a tomar acción y hacer que no vuelva a pasar en el futuro.

Por ejemplo, puede asegurarse de practicar una buena higiene de sueño (ver capítulo 4) y utilizar otras técnicas del comportamiento cognitivas que aprenderá en este libro. De este modo su insomnio no empeorará hasta tomar vida propia, independiente de la depresión.

Por último, examinemos su respuesta a la pregunta 5 sobre factores diferentes de la depresión que pudieran estarle afectando el insomnio. Esto es importante porque hay muchos factores que pueden afectar el sueño. Si descubre que varios de ellos no tienen nada que ver con la depresión es importante que también se ocupe de ellos por separado. Puede tratarse de factores ambientales tales como ruidos altos, el llanto de un bebé, o los ronquidos de la pareja. O quizás su insomnio aparezca exacerbado por otros factores psicológicos como preocupación o ansiedad excesivas; problemas de índole médico tales como dolor, problemas nocturnos con la respiración, o malestar gastrointestinal; o por los efectos secundarios de la medicación. Trate de pensar en todos los factores que potencialmente puedan estar contribuyendo a su mal dormir y si se le ocurre alguno más añádalo a la lista que creó anteriormente. Una vez lo haya hecho, si resulta que los síntomas de depresión todavía aparecen de modo más prominente, entonces parece que eso es de lo que debe ocuparse primero.

La ansiedad y el insomnio

El insomnio está a menudo relacionado a la ansiedad, al igual que ansiedad y depresión parecen estar relacionadas. La ansiedad es una emoción normal que sentimos en algunas ocasiones, especialmente en situaciones de estrés. De hecho, estar preocupado o nervioso es una respuesta natural en muchos tipos de situaciones difíciles. Sin embargo, si siente ansiedad la mayor parte del tiempo, incluso en situaciones que no parecen estresantes, entonces la ansiedad le está causando una inquietud significativa en su vida. Si es así, es importante que aprenda a controlar su ansiedad. Técnicas del comportamiento tales como respiración profunda, ejercicios de relajación e imaginación guiada pueden serle útiles. La reestructuración cognitiva puede ayudarle a ver las situaciones de modo diferente y a cambiar sus pensamientos y reacciones a varias situaciones, lo cual puede también serle útil para controlar la ansiedad. .

Lista de síntomas de la ansiedad

Veamos si la ansiedad es uno de sus problemas. Marque cualquiera de los síntomas que haya experimentado de los que aparecen a continuación:

_____ Sensación de falta de aire o dificultad en respirar

_____ Aceleramiento del corazón o palpitaciones

_____ Miedos excesivos (a morir, a que ocurra lo peor, etc.)

_____ Dificultad para relajarse

_____ Mareos

_____ Sentimiento de nerviosismo la mayor parte del tiempo

_____ Pensamientos a gran velocidad

_____ Pensamientos incontrolables, obsesivos

_____ Sensación de ahogo

_____ Náusea

_____ Dificultad para mantenerse en calma

_____ Sensación de pánico

_____ Comportamientos rituales o compulsivos (como lavarse las manos)

_____ Sensación de terror que ocurre a menudo o gran parte del tiempo

_____ Pensamientos o flashbacks de eventos traumáticos a menudo

_____ Pesadillas que ocurren con frecuencia

_____ Temblor en las manos

_____ Indigestión frecuente

_____ Sudores o escalofríos

_____ Sensación de hormigueo y entumecimiento de las manos o pies

_____ Sensación de estar continuamente inquieto

Si experimenta tres o más de estos síntomas a menudo y no están siempre relacionados con el dormir o una condición médica conocida puede ser que sufra de trastorno de ansiedad. Estos síntomas ¿le causan problemas significativos en su vida al afectar su capacidad de funcionamiento social, de trabajar o en general? Si es así, es importante que se haga tratar la ansiedad además de trabajar en sus problemas con el dormir. La terapia cognitivo conductual resulta muy efectiva para la ansiedad y también hay ciertas medicaciones que le pueden ser beneficiosas. Aunque padezca de ansiedad sigue siendo muy importante que se trate el insomnio.

¿Tiene ansiedad durante el día o sólo por la noche?

Probablemente se haya pasado muchas horas preocupado por dormir. ¿Es a la hora de acostarse el único momento del día en el que se siente ansioso o experimenta la ansiedad también en otros momentos? Intentemos averiguar en qué grado le afecta la ansiedad en su vida.

1. ¿Cada cuánto se siente ansioso?

___ La mayor parte del día y cada día ___ Sólo por la noche ___ Ocasionalmente durante el día

___ Un par de veces por semana ___ Una vez a la semana o menos

2.   ¿En qué momentos del día se siente ansioso? ___ Sólo por la noche ___ Tanto de día como de noche

3.   ¿Qué le hace preocuparse durante el día? (Marque todo lo que sea aplicable)

___ las finanzas ___ la familia ___ la salud ___ el trabajo ___ las relaciones ___ el dormir

___ otras cosas

4.   ¿Le es difícil relajarse? ___ sí ___ no

Las preguntas 1 y 2 le cuestionan sobre cada cuánto y en qué momento del día por lo general tiene ansiedad. Si contestó "sólo por la noche" a cada una de las preguntas parece que su ansiedad se asocia principalmente con el dormir. Muchas personas creen que sólo se sienten ansiosas por la noche pero en cuanto empiezan a hablar y a pensar en ello se dan cuenta de que también se sienten nerviosas o ansiosas durante el día. Si siente ansiedad casi todo el tiempo de cada día probablemente sufra de trastorno de ansiedad aparte de insomnio. En este caso, debería buscar ayuda profesional específica para el problema de la ansiedad. Si experimenta ansiedad ocasionalmente durante el día, o incluso menos a menudo, considere cuánto le está afectando la vida diaria. Si interfiere con su calidad de vida se debe a sí mismo el obtener la ayuda que necesita.

La pregunta 3 le hace centrarse en la ansiedad. ¿Es solo al irse a dormir? Muchas personas dicen que su única preocupación es el dormir y aun así se pasan mucho tiempo preocupándose por eso. Puede ser que su ansiedad se centre en el dormir pero si a menudo se encuentra preocupándose por otras cosas durante el día entonces la ansiedad puede estar teniendo un mayor rol al mantener su problema al dormir. Incluso si no se encuentra preocupándose mucho a lo largo del día todavía puede ser que se quede acostado en cama por la noche pensando en todas las cosas que tiene que hacer al día siguiente y preocupado por el trabajo, problemas familiares, o simplemente por cuántas horas va a llegar a dormir esa noche. Si tiene insomnio psicofisiológico es más probable que por la noche tenga pensamientos intrusivos e inquietantes que le impidan dormirse.

La pregunta 4 le plantea si le cuesta relajarse. Si contestó afirmativamente ¿se trata de un problema que le ocurre solo por la noche o también durante el día? Si sólo le resulta difícil relajarse por la noche, especialmente al acostarse, probablemente se haya condicionado a estar más alerta y despierto en cama, en vez de lo contrario. Sin embargo, si le cuesta relajarse todo el tiempo, es posible que sea una persona ansiosa con un problema al dormir que aparece exacerbado por la subyacente ansiedad.

Sea o no la ansiedad la causa de sus problemas al dormir, es probable que juegue un rol importante en mantenerlo. La ansiedad y el insomnio a menudo están relacionados. Nuestro objetivo es poner fin a esa relación. Al aprender a concebir el sueño de modo diferente e involucrarse en actividades que promueven el dormir bien Ud. puede contribuir a mejorar la cantidad y calidad de su dormir.

Enfermedades que causan insomnio

Hay muchos problemas de tipo médico que pueden afectar el dormir. Si sospecha que tiene alguna de esas condiciones es importante que vea a un médico competente que pueda determinar si sus problemas fisiológicos subyacentes pueden estar contribuyendo a sus dificultades al dormir. Los problemas médicos que causan insomnio incluyen el hipertiroidismo, la demencia, ciertos tipos de cáncer y el virus de inmunodeficiencia humana (VIH). Las alergias, el asma y la congestión o tos crónica también son causa de problemas al dormir. Además, algunos medicamentos pueden exacerbar el insomnio, incluso los que se toman para el resfriado común.

Las personas con dolor crónico, artritis, migrañas o fibromialgia a menudo tienen problemas para dormirse con lo cual, en esos casos, controlar el dolor de modo adecuado es un importante primer paso. Si el dolor es lo suficiente fuerte como para despertarle por la noche es especialmente importante que vea a un especialista para que le indique un tratamiento adecuado para el dolor.

Las enfermedades gastrointestinales son otra causa de preocupación. El reflujo, también conocido como trastorno de reflujo gastroesofágico o (GERD), puede hacerle difícil el estar tumbado cabeza arriba por la noche. Algunas personas encuentran beneficiosa la medicación para esta enfermedad mientras que otras se sienten aliviadas tras cambiar de dieta o de posición al dormir. Si sufre de reflujo, limitar su consumo de cafeína y comida picante puede disminuir ese malestar nocturno que le puede hacer difícil descansar. También puede encontrar de utilidad el evitar comer mucho por la noche y el evitar acostarse después de haber comido. Otras enfermedades gastrointestinales que pueden causar insomnio incluyen el síndrome del intestino irritable y las úlceras pépticas. El síndrome del intestino irritable puede causar un dolor abdominal significativo lo que puede hacerle difícil dormirse. Esta condición también puede conllevar más paseos nocturnos al baño. La *nicturia* (urinación nocturna) puede hacer que se despierte con frecuencia. En los hombres, la nicturia a menudo está ligada a la hipertrofia benigna de la próstata mientras que en las mujeres suele estar ligada a la incontinencia causada por la debilitación de los músculos de la pelvis. La incontinencia puede mejorarse haciendo ejercicios de Kegel o con medicación. Si esto no da resultado, otra opción es una intervención quirúrgica.

Evalúe el rol de las condiciones médicas en su insomnio

Lea detenidamente la siguiente lista de condiciones médicas o síntomas que pueden causar dificultad para dormirse o mantenerse dormido y marque todas las que crea tener:

_____ Alergias

_____ Artritis

_____ Asma

_____ Cáncer

_____ Congestión o tos crónica

_____ Demencia

_____ Dificultades con la respiración

_____ Dolor severo o crónico

_____ Dolores de cabeza frecuentes

_____ Fibromialgia

_____ Frecuencia urinaria

_____ Hipertensión

_____ Hipertiroidismo

_____ Migrañas o dolores de cabeza crónicos

_____ Problemas del corazón

_____ Problemas de la próstata

_____ Reflujo

_____ Síndrome de fatiga crónica

_____ Síndrome del intestino irritable

_____ Úlceras

Si marcó algunos de los síntomas o las enfermedades de esta lista es importante que le pregunte a su doctor si esto podría ser la causa de su insomnio. En muchos casos, tratar la enfermedad o síntoma subyacente es todo lo que se requiere para ayudar a las personas a dormir bien de nuevo. Además, el tratar los problemas médicos cuanto antes puede ayudarle a evitar o minimizar las complicaciones a largo plazo.

Medicaciones que causan insomnio

Muchos medicamentos, tanto con receta como sin ella, pueden causar problemas al dormir. Los suplementos naturales también pueden interferir con su sueño. Dado que algunos suplementos naturales son sustancias complejas que contienen muchos componentes y que además están sujetos a menos investigación que los medicamentos, no sabemos tanto sobre cómo afectan al cuerpo. Como no están regulados por la Sección de alimentos y medicamentos (*Food and Drug Administration* o FDA), no podemos estar seguros ni de su calidad si siquiera de sus ingredientes. (Volveré a hablar de los suplementos más comúnmente utilizados para dormir en el capítulo 3 en la sección de los medicamentos para el insomnio).

Evalúe el rol de los medicamentos en su insomnio

Este ejercicio le ayudará a evaluar si hay medicamentos que puedan estar contribuyendo a sus problemas al dormir. Se trata de una lista de medicamentos que pueden causar dificultades con el dormir. No es una lista completa pero sí incluye los medicamentos más comúnmente recetados para una variedad de condiciones médicas. De algunos de los medicamentos tenemos evidencia de su efecto en el sueño puesto que han sido investigados en laboratorios del sueño. Otros medicamentos aparecen en la lista debido a informes subjetivos de pacientes que sienten que el insomnio es un efecto secundario de dicho medicamento. Es importante tener presente que aunque el insomnio puede ser un efecto secundario de algunos de estos medicamentos muchas personas los toman sin experimentar problemas con su dormir. En cualquier caso, es importante que empiece a observar cuidadosamente *todas* las cosas que le podrían estar perjudicando el sueño, incluyendo los medicamentos que toma.

Las medicaciones que se indican a continuación aparecen listadas con su nombre y el nombre del medicamento genérico entre paréntesis cuando corresponda. Marque todos los medicamentos que tome regularmente:

Antidepresivos

_____ Prozac (fluoxetine)

_____ Paxil (paroxetine)

_____ Zoloft (sertraline)

_____ Luvox (fluvoxamine)

_____ Celexa (citalopram)

_____ Effexor (venlafaxine)

_____ Wellbutrin o Zyban (bupropion)

_____ Lexapro (escitalopram)

_____ Cymbalta (duloxetine)

Medicación para la presión alta

_____ Inderal (propranolol)

_____ Toprol-XL (metoprolol)

_____ Lopressor (metoprolol)

_____ Tenormin (atenolol)

_____ Aldomet (methyldopa)

_____ Harmonyl (reserpine)

_____ Coreg (carvedilol)

_____ Normodyne o Trandate (labetalol)

_____ Cozaar (losartan)

_____ Apresoline (hydralazine)

Medicación para el colesterol

_____ Zocor (simvastatin)

_____ Mevacor (lovastatin)

_____ Questran (cholestyramine)

_____ Colestid (colestipol)

Medicación para la arritmia

_____ Mexitil (mexiletine)

_____ Tambocor (flecainide)

_____ Cordarone (amiodarone)

_____ Cardizem (diltiazem)

Corticosteroides

_____ Sterapred (prednisone)

_____ Cortisol

_____ Decadron (dexamethasone)

Broncodilatadores

_____ Theo-Dur (theophylline o dimethylxanthine)

_____ Ventolin o Proventil (albuterol)

_____ Primatene Mist (epinephrine)

Medicación para el Parkinson

(algunos de estos también se utilizan para tratar el síndrome de las piernas inquietas)

_____ Sinemet (carbidopa-levodopa)

_____ Levodopa o L-dopa

_____ Eldepryl (selegiline o L-deprenyl)

_____ Symmetrel (amantadine)

_____ Mirapex (pramipexole)

Medicación antiepiléptica

_____ Felbatol (felbamate)

_____ Lamictal (lamotrigine)

Descongestivos

_____ Pseudoephedrine

_____ Phenylpropanolamine

_____ Phenylephrine

Estimulantes

_____ Desoxyn (methamphetamine)

_____ Ritalin (methylphenidate)

_____ Dexedrine o Dextrostat (dextroamphetamine)

_____ Provigil (modafinil)

_____ Cylert (pemoline)

Medicación para el asma

(vea Broncodilatadores y Corticosteroides listados anteriormente)

Medicación para la tiroides

Synthroid, Levothroid, Levoxyl, o Unithroid (levothyroxine)

Otros trastornos del sueño y posibles causantes del insomnio

Ciertos trastornos del sueño también causan insomnio incluidos los siguientes: síndrome de las piernas inquietas, trastorno del movimiento periódico de las extremidades, dolorosos calambres nocturnos en las piernas, trastornos del ritmo circadiano, jet lag, trastorno debido al cambio de turno en el trabajo, narcolepsia, apnea obstructiva, apnea central, mala higiene del sueño y trastorno del sueño de tipo ambiental. No acostumbran a causar insomnio las parasomnias tales como el sonambulismo, los terrores nocturnos, el despertar confusional, los trastornos alimenticios del sueño REM, los trastornos de conducta del sueño REM y las pesadillas. Sin embargo, pueden causar interrupciones del sueño nocturno y también afectar el funcionamiento diario. A continuación, veamos las características de cada uno de estos trastornos del sueño a fin de determinar si alguno de ellos puede estar afectándole el sueño.

EL SÍNDROME DE LAS PIERNAS INQUIETAS

El síndrome de las piernas inquietas (RLS) se caracteriza por una sensación incómoda pero no dolorosa, como de pequeños pinchazos y adormecimiento de las piernas, que ocurre por la tarde y a menudo al acostarse. Esta sensación incómoda se suele aliviar al hacerse masajes en las piernas o moverse pero vuelve lentamente hasta que la persona tiene que volver a mover las piernas. Por lo general, la persona mueve las piernas por la noche en intervalos de veinte a sesenta segundos lo que puede causar insomnio al inicio del sueño. La cafeína y la nicotina pueden hacer empeorar estos síntomas así como también ciertos tipos de antidepresivos: inhibidores selectivos de la recaptación de serotonina (SSRI), inhibidores de la monoaminooxidasa (MAOI), y antidepresivos tricíclicos (TCA).

Si experimenta esa incómoda sensación de adormecimiento de las piernas por la noche pero le desaparece al levantarse y moverse o al hacerse masajes en las piernas, puede ser que tenga el síndrome de las piernas inquietas o RLS. Existen tanto tratamientos farmacológicos como no farmacológicos para el RLS. El tratamiento no farmacológico consiste en tomar un baño de agua caliente aproximadamente una hora antes de acostarse, realizar ejercicio moderado centrado en las piernas, y evitar la nicotina y la cafeína. Si intenta este tratamiento y no le es de ayuda acuda a un médico que esté familiarizado con el RLS.

EL TRASTORNO DEL MOVIMIENTO PERIÓDICO DE LAS EXTREMIDADES

El trastorno del movimiento periódico de las extremidades consiste en un movimiento de las extremidades durante el sueño que resulta fuera de lo normal. Estos movimientos pueden llevar o no a despertar brevemente y no suelen ser recordados. Muchas personas afectadas por este trastorno no son conscientes de mover las extremidades durante el sueño pero pueden experimentar una somnolencia y fatiga excesivas durante el día debido a estos frecuentes despertares nocturnos. En ocasiones, el movimiento periódico de las extremidades puede hacer difícil mantenerse dormido. Al igual que con el RLS los síntomas pueden empeorar con cafeína, nicotina y ciertos antidepresivos. Existe tratamiento farmacológico para ello.

DOLOROSOS CALAMBRES NOCTURNOS EN LAS PIERNAS

Los calambres nocturnos en las piernas consisten en el estiramiento repentino de los músculos, acompañado de espasmos, por lo general en los músculos de las pantorrillas pero también en los pies o muslos. Estos calambres son dolorosos y pueden durar de unos segundos a varios minutos. Normalmente ocurren al dormirse o despertarse por lo cual pueden causar insomnio de inicio del sueño. Si ocurren durante el sueño, el dolor puede despertarle y causarle insomnio de mantenimiento del sueño. La causa de estos calambres puede ser el ejercicio, el uso excesivo de los músculos o la deshidratación. Muchas mujeres embarazadas experimentan dolorosos calambres nocturnos que pueden ser debidos a una deficiencia de calcio o de magnesio. Para evitar tener estos calambres asegúrese de beber suficiente agua durante el día, e intente hacer estiramientos de las piernas, especialmente de las pantorrillas, justo antes de acostarse. Además, puede serle beneficioso el añadirle más calcio, potasio y magnesio a su dieta. Si experimenta calambres nocturnos en las piernas, recuerde que estirar o hacerse masajes en las piernas puede aliviar el dolor.

EL SÍNDROME DE LA FASE AVANZADA DE SUEÑO

El síndrome de la fase avanzada de sueño, también llamado trastorno de sueño del madrugador, es un trastorno del ritmo circadiano en el que las personas no pueden mantenerse despiertas hasta la hora de acostarse deseada o son incapaces de mantenerse dormidas hasta la hora de despertarse deseada. En otras palabras, las personas con este trastorno se duermen antes de lo que desearían al anochecer y se despiertan más temprano de lo que desean y no pueden volverse a dormir. Por ejemplo, una persona que se duerme a las 8 cada noche y se despierta a las 4 de la madrugada probablemente tenga el síndrome de la fase avanzada de sueño. Este síndrome es más común entre los ancianos pero puede ocurrir a cualquier edad. Como puede ser frustrante despertarse antes que todo el mundo, las personas que tienen el síndrome de la fase avanzada de sueño pueden permanecer en cama intentando volver a dormirse lo que puede conducir al insomnio del mantenimiento del sueño.

EL SÍNDROME DE LA FASE RETRASADA DE SUEÑO

El síndrome de la fase retrasada de sueño, también denominado síndrome del noctámbulo, es un trastorno del ritmo circadiano con un patrón opuesto al del síndrome de la fase avanzada de sueño. En otras palabras, por lo general, el individuo no puede dormirse hasta muy tarde y tiene dificultad en despertarse por la mañana a la hora deseada. La queja típica de las personas con síndrome de la fase retrasada de sueño es insomnio del inicio del sueño acompañado de una extrema dificultad en despertar a la hora deseada por la mañana. Comúnmente, estas personas no tienen dificultad en permanecer dormidas una vez se han dormido. Este síndrome es más común entre adolescente y estudiantes universitarios pero, al igual que en el caso del síndrome de la fase avanzada de sueño, puede ocurrir a cualquier edad. El rendimiento escolar puede verse afectado si el estudiante experimenta somnolencia diurna al asistir a clases por la mañana o tomar exámenes.

EL JET LAG

El jet lag es un desajuste del ritmo circadiano que causa problemas con el sueño y la atención diurna debido al viaje entre husos horarios. Es, básicamente, un desajuste entre el ciclo de sueño-vigilia de su reloj circadiano y el de la zona a la que ha viajado. Esta condición es únicamente temporal ya que el cuerpo es capaz de adaptar su ritmo circadiano al de la nueva zona en cuestión de días. Puede que se sienta frustrado después de unas noches de insomnio tras un viaje largo pero el problema suele resolverse por sí mismo en un día o dos. En las personas que viajan a menudo, como el personal de vuelo o las personas que viajan a menudo por negocios, una mala higiene del sueño, pensamientos negativos o ansiedad respecto al sueño y una paulatina frustración respecto al sueño pueden causar que el problema temporal del jet lag se vuelva en el problema crónico del insomnio psicofisiológico.

La gravedad del problema o su duración dependen normalmente dependen del número de husos horarios que haya atravesado y de la dirección de su vuelo. Suele ser más difícil adaptarse cuando viaja hacia el este, lo cual requiere que adelante su ritmo circadiano y horas de sueño-vigilia, que cuando viaja en dirección al oeste. Aunque cierta somnolencia tras un largo viaje intercontinental pueda ser atribuible a la falta de sueño también puede ser causada por el jet lag. Como regla aproximada, se tarda un día en adaptarse por cada dos horas que se atraviesan volando en dirección al este y un día por cada tres horas atravesadas en dirección al oeste. Por ejemplo, si viaja de Nueva York a Ginebra (en dirección al este) en primavera hay seis horas de diferencia o sea que tardará tres días en adaptarse al nuevo horario. Sin embargo, al viajar de vuelta de Ginebra a Nueva York (en dirección al oeste) sólo tardará dos días en adaptarse.

EL TRASTORNO DE TRABAJO DE TURNOS

El trastorno de trabajo de turnos puede ocurrir cuando trabaja el turno de noche, un horario que cambia, el turno de día, o un horario partido. Intentar dormir a horas del día fuera de las habituales, como dormir de día si trabaja el turno de noche, puede dar como resultado el insomnio. También puede causar una somnolencia excesiva durante sus horas de trabajo ya que su cuerpo siente la necesidad biológica de dormir a esas horas. Este trastorno puede dar lugar al descenso de la productividad y desempeño en el trabajo, disminución de la concentración, incremento de accidentes e incluso problemas personales debido al estrés que comporta tener un horario diferente que el de miembros de la familia y amigos. A las personas con trastorno de trabajo de turnos les resulta difícil dormir durante el día cuando la mayoría de la gente está despierta y activa. Quizás su ambiente no es propicio para dormir debido al ruido, luz, o actividad dentro de la casa. Es también posible que las personas que trabajan por turnos no puedan dormir lo suficiente durante el día porque tienen que ocuparse de asuntos como pagar las cuentas, ir a comprar, o recoger a sus hijos de la escuela. Todo ello puede dejarlos faltos de sueño.

Se estima que aproximadamente un 20 por ciento de la población trabajadora de los países desarrollados trabaja por turnos (Basner 2005). Aunque la mayoría de estas personas no desarrollan el trastorno de trabajo de turnos, para los que lo hacen es un serio problema. El tratamiento de tipo conductual puede ser muy efectivo para este insomnio debido al trastorno de trabajo de turnos. Por ejemplo, el seguir los principios de una buena higiene de sueño como el mantener el mismo horario de acostarse y levantarse, restringir la cafeína y nicotina antes de acostarse y mantener el ambiente para dormir silencioso, oscuro y cómodo pueden contribuir a mejorar la situación.

LA NARCOLEPSIA

La narcolepsia es un trastorno del sueño muy poco común que se caracteriza por una transición inusualmente rápida entre estar despierto y el sueño REM. Esta transición puede ocurrir tanto durante el día como durante la noche. Durante el día puede tener lugar un repentino ataque de sueño, sin previo aviso y de muy corta duración. Las personas con narcolepsia experimentan una excesiva somnolencia durante el día y pueden presentar también cataplejia, una disminución repentina del tono muscular debida a fuertes emociones como miedo, risa o sorpresa. Otros síntomas posibles son la parálisis (la sensación de ser incapaz de moverse en el momento de dormirse o despertarse) alucinaciones hipnagógicas (experiencias perceptuales muy vívidas, como ver u oír cosas que no están allí en el momento de dormirse) o un sueño nocturno con interrupciones. Aproximadamente un 50 por ciento de las personas con narcolepsia se quejan de problemas con el sueño, siendo el más común el insomnio de mantenimiento del sueño.

Cuestionario sobre la narcolepsia

Dado que el dormirse de modo repentino durante el día puede ser no solo problemático sino peligroso, es importante saber si sufre de narcolepsia. Este cuestionario no determina de forma definitiva si tiene narcolepsia pero sí puede indicarle si existe la posibilidad.

___ sí	___ no	¿Ha notado pérdida de tono muscular asociado con fuertes emociones como al reír, llorar o tener miedo? (No es lo mismo que desmayarse)
___ sí	___ no	¿Alguna vez se ha sentido paralizado al dormirse o despertarse?
___ sí	___ no	¿Alguna vez al dormirse o despertarse ha oído o visto cosas que no estaban allí (alucinaciones auditivas o visuales)?
___ sí	___ no	¿Tiene sueños vívidos a menudo?
___ sí	___ no	¿Acostumbra a soñar al dormir una breve siesta?
___ sí	___ no	¿Experimenta la repentina, incontrolable necesidad de tomar una siesta?
___ sí	___ no	¿Alguna vez se duerme sin previo aviso?
___ sí	___ no	¿Se siente renovado después de tomar una breve siesta pero de nuevo somnoliento tras dos o tres horas? ¿Se repite este patrón a lo largo del día?
___ sí	___ no	¿Experimenta somnolencia excesiva durante el día?

Estos síntomas son comunes para la gente con narcolepsia pero otras personas también pueden experimentarlos. Los síntomas más indicativos de la narcolepsia son la cataplejia o pérdida de tono muscular asociada con fuertes emociones y la somnolencia diurna excesiva. Sin embargo, no todo el mundo con narcolepsia experimenta la cataplejia y, si bien la somnolencia diurna excesiva es uno de los síntomas representativos de la narcolepsia, otros trastornos del sueño también pueden causar este síntoma como son la apnea obstructiva y el trastorno del movimiento periódico de las extremidades. Si tiene alguno de los síntomas mencionados previamente y cree que puede tener narcolepsia debe hablar con su médico para obtener una diagnosis definitiva. La narcolepsia y otros trastornos del sueño causantes de estos síntomas pueden ser diagnosticados tras la evaluación de su sueño en un laboratorio de sueño acreditado.

LA APNEA OBSTRUCTIVA

La gente con apnea obstructiva experimenta al dormir continuos episodios de una obstrucción completa de las vías respiratorias superiores (apnea) o parcial (hipopnea) debido al colapso de las vías respiratorias superiores. (Apnea significa el cese de la respiración mientras que hipopnea es una respiración lenta y poco profunda que conduce a la reducción del flujo del aire). Un episodio de apnea o hipopnea suele durar un mínimo de diez segundos pero puede durar bastante más. Estos problemas con la respiración, por lo general, hacen que disminuya el nivel de oxígeno en la sangre. Roncar y una somnolencia excesiva durante el día son los síntomas más comunes de la apnea obstructiva y algunas personas con esta condición se despiertan con frecuencia y tienen dificultad en permanecer dormidas. La apnea obstructiva puede tener serias consecuencias si se deja sin tratar y si aparece acompañada de otras enfermedades.

El tratamiento más comúnmente usado para la apnea obstructiva es una constante presión de aire, se trata de una máscara conectada a una pequeña máquina portátil que administra aire bajo presión a las vías respiratorias para mantenerlas abiertas mientras la persona duerme. Hay otros tratamientos disponibles pero la constante presión de aire se considera el método por excelencia para tratar la apnea obstructiva. Algunas causas habituales de la apnea obstructiva incluyen el sobrepeso o una obstrucción anatómica de las vías respiratorias tales como las amígdalas inflamadas, vegetaciones o alargamiento de la úvula. Para algunas personas el dormir boca arriba empeora la apnea obstructiva o sea que evitar esta posición puede ser de ayuda en casos leves en los que los problemas respiratorios ocurren principalmente al dormir boca arriba. Perder peso es un paso importante para reducir la posibilidad de experimentar la apnea obstructiva. También es buena idea que las personas con apnea obstructiva eviten el alcohol y los sedantes antes de irse a dormir

LA APNEA CENTRAL

La apnea central es un trastorno del sueño por el que una persona deja de respirar repetidamente durante el sueño debido a la falta de esfuerzo respiratorio. Mientras que en la apnea obstructiva se colapsan las vías respiratorias superiores en la apnea central el cerebro no envía las señales adecuadas a los músculos que controlan la respiración. Hay un periodo de apnea que en ocasiones es seguido de un periodo de hiperventilación o respiración profunda rápida. La apnea central es mucho menos común que la obstructiva y normalmente está asociada a insuficiencia cardíaca o alguna condición que afecte al sistema nervioso. Puede ocurrir también a gran altitud, por encima de los quince mil pies o 4500 metros. Las personas que sufren de apnea central a menudo se quejan de insomnio de mantenimiento o dificultad en permanecer dormidas. Los despertares abruptos asociados con la apnea central y que a menudo van acompañados de falta de aire pueden producir somnolencia diurna. La apnea central requiere atención médica y un tratamiento adecuado. Esto puede significar la necesidad de tratar la causa subyacente ya sea usando oxígeno suplementario o aparatos de presión de aire al dormir, o tomando medicación.

Cuestionario sobre la apnea

Tanto la apnea obstructiva como la central son condiciones médicas serias que pueden causar muchas complicaciones. Si bien este cuestionario no puede determinar definitivamente si tiene apnea le indicará si es una posibilidad.

____ sí	____ no	¿Ronca?
____ sí	____ no	En caso afirmativo, ¿Sus ronquidos son lo suficientemente altos como para despertar a otros?
____ sí	____ no	¿Ronca más cuando duerme boca arriba?
____ sí	____ no	¿Se ha despertado alguna vez debido a sus propios ronquidos?
____ sí	____ no	¿Ha notado alguien que deja de respirar mientras duerme?
____ sí	____ no	¿Se despierta alguna vez sintiendo que le falta el aire?
____ sí	____ no	¿Tiene sensación de asfixia al dormir?
____ sí	____ no	¿Tose frecuentemente al dormir?
____ sí	____ no	¿Se siente muy somnoliento durante el día?
____ sí	____ no	¿Se despierta con frecuencia por la noche?
____ sí	____ no	De ser así, ¿necesita ir al baño a menudo?

Si ha respondido afirmativamente a alguna de estas preguntas, particularmente a la de dejar de respirar durante el sueño, debería consultarlo con su médico para obtener una diagnosis definitiva. Un examen de sueño durante toda la noche en un laboratorio de sueño acreditado puede determinar si la apnea es problema para Ud.

UNA HIGIENE DEL SUEÑO INADECUADA

Una pobre o inadecuada higiene de sueño se refiere a hábitos de sueño que pueden interferir con su capacidad de dormirse y de mantenerse dormido. Ejemplos de ello son el consumo de una excesiva cantidad de cafeína, mirar la televisión o leer en cama, el uso de nicotina, hacer ejercicio por la tarde o estar involucrado en actividades que provocan ansiedad o que son mentalmente estimulantes poco antes de irse a dormir. Si el problema es una mala higiene del sueño el cambiar estos hábitos resolverá su problema de insomnio. No es habitual que la mala higiene del sueño sea la causa principal del insomnio crónico pero es tan fácil de corregir que vale la pena mencionarlo. En el capítulo 4 encontrará la información y las herramientas necesarias para mejorar su higiene de sueño.

EL TRASTORNO DE SUEÑO AMBIENTAL

El trastorno de sueño ambiental viene causado por las condiciones del medio ambiente al dormir. Causas comunes de este trastorno son: que haya un exceso de luz en el dormitorio; que la temperatura sea demasiado alta o baja; tener un compañero de lecho que ronque, se mueva, o dé patadas mientras duerme; que haya ruido debido a tráfico, vecinos, perros que ladran o un bebé que llora. El trastorno de sueño ambiental puede provocar o bien insomnio de inicio o bien de mantenimiento del sueño. Una vez se elimina la perturbación ambiental el sueño vuelve a lo normal.

LAS PARASOMNIAS

Las parasomnias son comportamientos que interfieren en el sueño y ocurren durante las transiciones de una etapa del sueño a otra o entre el dormir y la vigilia (Rothenberg 2000). Estos comportamientos indeseados o bien ocurren durante el sueño o bien empeoran con él (Kuhn

2001). El capítulo 11 trata algunas de las parasomnias más comunes. Si el ejercicio que encontrará a continuación le indica que puede tener alguna parasomnia asegúrese de leer la sección correspondiente en el capítulo 11.

Cuestionario sobre las parasomnias

Este cuestionario le ayudará a determinar si lo que le está afectando el sueño es una parasomnia o si su problema de sueño está exacerbando su parasomnia. En cualquier caso, vale la pena identificar cualquier parasomnia que pueda tener y tomar los pasos necesarios para superarla. Existen tratamientos efectivos para muchas de las parasomnias y algunas pueden resolverse realizando algunos cambios básicos en su estilo de vida. Encontrará más información sobre las parasomnias y cómo tratarlas en el capítulo 11.

____ sí	____ no	1. ¿Es sonámbulo? ¿Camina mientras está dormido?
____ sí	____ no	2. ¿Ve imágenes que le causan terror durante el sueño y que le hacen gritar o levantarse de la cama si bien no suele recordarlas a la mañana siguiente? (Estos episodios no están relacionados al soñar).
____ sí	____ no	3. ¿Le han comentado que realiza otras actividades (diferentes de caminar por la casa) mientras duerme y que no recuerda por la mañana? ¿Tiene pensamientos confusos o ilógicos en esos momentos?
____ sí	____ no	4. ¿Come mientras duerme pero no recuerda hacerlo?
____ sí	____ no	5. ¿Alguna vez actúa algunos de sus sueños?
____ sí	____ no	6. ¿Tiene pesadillas con frecuencia?

Si respondió afirmativamente a alguna de estas preguntas asegúrese de leer la sección correspondiente a ese síntoma en particular en el capítulo 11.

1: sonambulismo

2: terrores nocturnos

3: despertares confusionales

4: trastorno alimentario relacionado con el sueño

5: trastorno conductual de sueño REM

6: trastorno por pesadillas

Cuestionario sobre el insomnio

El primer paso para combatir el insomnio es entender mejor su problema de sueño particular. Este ejercicio le ayudará a empezar.

1.   ¿Le cuesta dormirse una vez se acuesta? ___ sí ___ no

En caso de contestar sí ¿cuánto suele tardar en dormirse por la noche? _____ minutos u horas

2.   ¿Se despierta por la noche una vez se ha dormido? ___ sí ___ no

En caso afirmativo, ¿cuántas veces suele despertarse cada noche? _____ veces

¿Cuánto tiempo permanece despierto? _____ minutos u horas

3.   ¿Se despierta demasiado temprano por las mañanas? ___ sí ___ no

De ser así ¿Le cuesta volver a dormirse? ___ sí ___ no

4.   ¿Qué suele hacer cuando se despierta? (Marque todo lo que corresponda)

___ Permanecer acostado en cama ___ Ir al baño ___ Mirar la televisión ___ Mirar el reloj ___ Leer un libro ___ Preocuparse por problemas ___ Despertar y caminar por la casa

5.   ¿Lee o mira la televisión desde la cama? ___ sí ___ no

6.   ¿Habla por teléfono o utiliza la computadora en la cama? ___ sí ___ no

7.   ¿Cuántas horas suele dormir cada noche? _____ horas

8.	¿Cuál es su hora habitual de acostarse?

	Entre semana: _____ a.m./p.m.

	Los fines de semana:_____ a.m./p.m.

9.	¿A qué hora se despierta normalmente?

	Entre semana: _____ a.m./p.m.

	Los fines de semana: _____ a.m./p.m

10.	¿Su hora de acostarse o levantarse cambia más de una hora de día a día entre semana o

	entre la semana y los fines de semana? ___ sí ___ no

11.	¿Le molestan o preocupan sus problemas de sueño? ___ sí ___ no

12.	¿Se siente completamente despierta en la cama? ___ sí ___ no

13.	¿Experimenta una serie de pensamientos acelerados mientras está en la cama? ___ sí ___

	no

14.	¿Ha tomado algo alguna vez para ayudarle a dormir? ___ sí ___ no

	De ser así, ¿qué ha tomado? (marque todas las que sean aplicables)

	___ Medicamentos sin receta como Benadryl, Tylenol PM, Unisom, Equate, Sominex,

	Nytol, Sleep-Eze, Compoz, and Simply Sleep

	___ Medicaciones para el insomnio con receta médica tales como Ambien, Lunesta,

	Sonata, Halcion, Dalmane, Rozerem, Xanax, and Restoril

	___ Suplementos naturales como melatonina, valeria, camomila, Calms Forte, pasiflora o

	maracuyá, o lúpulos

	___ Alcohol o marihuana (por su calidad de sedantes)

Las preguntas 1, 2 y 3 le cuestionan si le cuesta dormirse, permanecer dormido, o si se despierta demasiado temprano por las mañanas. Si respondió afirmativamente a alguna de ellas tiene síntomas de insomnio

Las preguntas 4, 5 y 6 le cuestionan sobre factores que pueden estar interfiriendo y haciéndole dormir peor. Estos comportamientos aparecen explicados en mayor profundidad en capítulos posteriores.

Las preguntas 7, 8, 9, y 10 le hacen pensar en la cantidad de horas que duerme y su horario habitual de acostarse y levantarse. Si no está durmiendo lo suficiente como para sentirse descansado durante el día probablemente no esté durmiendo lo suficiente. Si la hora de acostarse y levantarse varía de día a día o entre la semana y los fines de semana, es posible que sea su horario el que está contribuyendo a sus problemas al dormir.

Las preguntas 11, 12, y 13 le presentan algunos de los típicos síntomas del insomnio. Si respondió afirmativamente a alguna de estas preguntas las técnicas de este manual le serán de ayuda para aprender a dormir mejor.

La pregunta 14 le cuestionó sobre su intento de combatir el insomnio con medicaciones, ya sea con o sin receta, suplementos naturales, alcohol y marihuana. Muchas personas han intentado combatir el insomnio por medio de la ingestión de medicación o de otras sustancias, sin embargo este acercamiento conlleva inconvenientes significativos. Este manual le ofrece un acercamiento alternativo: no depende ni de medicaciones ni de otras substancias.

Resumiendo

Ahora que comprende mejor el sueño y el insomnio y las posibles razones por las que tiene dificultades al dormir, empecemos a buscar soluciones. Aunque las medicaciones suelen ser el primer recurso pueden no ser la mejor solución. A menudo conllevan efectos secundarios

desagradables y pueden no ser una solución a largo plazo. De hecho, el acercamiento cognitivo

conductual descrito en los capítulos 4 a 10 ha demostrado ser la solución más efectiva a largo

plazo para los problemas de sueño. De todos modos, como las medicaciones para combatir el

insomnio han sido muy promocionadas y se prescriben a menudo es muy posible que ya las haya

tomado o que su médico le haya alentado a tomarlas. Por ello, antes de entrar en el método

cognitivo conductual revisaremos las medicaciones contra el insomnio para que pueda decidir,

pero con conocimiento, si quiere usarlas.

CAPÍTULO 3

Medicación para el insomnio

El uso de medicamentos para el insomnio con receta o sin ella se ha vuelto muy popular. Se estima que entre un 5 y un 12 por ciento de la población adulta utiliza medicamentos para combatir el insomnio (Belleville and Morin 2008). The Fundación Nacional para el Sueño (National Sleep Foundation) encontró en 2007 que un 29 por ciento de las mujeres utilizan algún tipo de ayuda para dormir algunas noches por semana y que las cifras también son altas en los adultos de más avanzada edad entre los que el uso de pastillas para dormir se estima entre un 10 y un 30 por ciento (Simon and Ludman 2006).

Estas cifras reflejan el gran rol que tienen las medicinas en nuestra sociedad. Dado que las compañías farmacéuticas promocionan sus productos directamente al público probablemente haya visto muchos comerciales por televisión que le cuentan qué maravillosamente bien se duerme después de tomarse una determinada pastilla para dormir. Sin embargo, si ha tratado de usar medicación para resolver su problema con el sueño probablemente se haya preguntado durante cuánto tiempo necesitará seguir tomando la medicación. Muchas personas no quieren tomar pastillas para dormir por el resto de su vida y ese puede muy bien ser su caso. O tal vez haya descubierto que las pastillas para dormir que antes le funcionaban ahora ya no le causan el mismo efecto. Esto ocurre a menudo porque su cuerpo puede desarrollar tolerancia a los medicamentos para el sueño. Además, el costo de tomar medicación para dormir durante largo tiempo puede ser considerable. Estas son algunas de las muchas razones por las que probablemente no quiera tomar pastillas para dormir.

La mayoría de las medicaciones que se prescriben como ayuda para dormir entran en la categoría de los sedantes hipnóticos que son depresores del sistema nervioso central. Dado que por su naturaleza son sedantes se pueden usar como relajantes musculares, como medicación para combatir la ansiedad y para ayudar a dormir. Aunque el problema principal de la mayoría de las personas a las que se les prescriben estos medicamentos es la dificultad al dormir, los sedantes hipnóticos también se prescriben para problemas de hipertensión, depresión, ansiedad, enfermedad del corazón, diabetes, insuficiencia cardíaca congestiva, obstrucción de las vías respiratorias, bronquitis, sinusitis, migrañas, dolores de cabeza y trastornos psicóticos (McCall, Fleischer, and Feldman 2001). La razón de esto es que muchas condiciones médicas diferentes pueden interferir con el sueño o elevar la tensión o la ansiedad. En otras palabras, le pueden haber recetado sedantes hipnóticos por mil razones diferentes y sólo una de ellas es un diagnóstico principal de insomnio. Si está tomando una medicación sedante hipnótico y no está seguro de por qué pregúntele a su doctor por qué le ha recetado este medicamento.

En el resto del capítulo aprenderá sobre los diferentes tipos de medicamentos con receta, las medicinas que puede encontrar en su farmacia sin necesidad de receta y los remedios naturales utilizados para combatir el insomnio. También le explicaré cuáles son los posibles efectos secundarios de las medicinas que se utilizan para combatir el insomnio, qué puede ocurrirle si decide—o cuando decida—dejar de tomarlas y técnicas para lograr interrumpir su uso.

MEDICACIONES A SU ALCANCE SIN NECESIDAD DE RECETA MÉDICA

Si va a la farmacia de su barrio, tienda de productos saludables o supermercado sin duda encontrará una gran variedad de medicaciones para ayudarle a dormir mejor sin necesidad de receta. En general, las medicaciones para el sueño que se consiguen sin receta son de dos tipos: antihistamínicos—un tipo de medicamento que se usa para combatir los síntomas de las alergias, los resfriados y la gripe—y los suplementos o medicinas naturales.

Antihistamínicos

Los antihistamínicos están controlados por la FDA (Food and Drug Administration), el departamento de control de seguridad de alimentos y medicamentos. Muchos de ellos están fácilmente a su alcance en las tiendas y se pueden conseguir sin receta médica, ya sean para dormir o para síntomas tales como secreción nasal, picor en los ojos, ojos lacrimosos y estornudos. Algunos antihistamínicos ayudan a prevenir los mareos o calman el picor causado por ortigas o picaduras de insectos o abejas. Si ha tomado alguna vez un antihistamínico probablemente ya haya experimentado uno de los efectos secundarios más corrientes, el adormecimiento, lo que explica por qué son tan comúnmente usados para combatir el insomnio.

Los antiguos antihistamínicos contenían ingredientes como la difenhidramina (Benadryl, Sominex, Nytol, Tylenol PM, Advil PM, Excedrin PM, Compoz, Unisom, Equate, Sleep-Eze, Simply Sleep, etc.), la doxilamina (Alka-Seltzer Plus Night Cold Medicine o NyQuil), el dimenhidrinato (Dramamine Original), clorfeniramina (Singlet), o la bromfeniramina (Lodrane 12 Hour, Dimetane, o Dimetapp Cold and Allergy). Algunos de los nuevos antihistamínicos que se pueden comprar sin necesidad de receta contienen loratadina (Claritin o Alavert) o cetirizina

cetirizina (Zyrtec). Es más probable que los antiguos antihistamínicos le produzcan somnolencia que los nuevos. Los ingredientes activos principales, y también los inactivos, aparecen indicados claramente en el envase de todas las medicinas reguladas por el FDA que se venden en los Estados Unidos, por lo que puede comprobar por sí mismo si un medicamento que esté tomando contiene antihistamínicos. La difenhidramina es el antihistamínico más comúnmente utilizado para combatir el insomnio pero definitivamente presenta efectos adversos como el empeorar las contraindicaciones de otros medicamentos (McCall 2004).

Aunque los antihistamínicos pueden ayudarle a dormir, cuando empieza a tomarlos puede desarrollar tolerancia a ellos con lo cual ya no serán tan efectivos para inducir el sueño (Neubauer 2007). También pueden hacerle sentir atontado por la mañana ya que los efectos sedantes pueden durar más que su sueño. Otros posibles efectos secundarios incluyen la sequedad de boca, problemas con la visión, retención urinaria, sensación de mareo al levantarse, confusión, estreñimiento, palpitaciones, incremento del apetito y alteraciones cognitivas tales como problemas de memoria y delirio (Neubauer 2007; McCall 2004). Según el instituto nacional de la salud (National Institutes of Health 2005), debido a que no existe la suficiente evidencia para indicar que los antihistamínicos sean eficientes para combatir los síntomas del insomnio, no se recomiendan como tratamiento primordial para los problemas de sueño .

Suplementos y otros remedios naturales para el sueño

Los suplementos comúnmente utilizados para el sueño son la melatonina, la valeria y la kava. Otros remedios naturales incluyen la pasiflora o maracuyá, la escutelaria, la lavanda, la camomila y lúpulo. En los Estados Unidos no se necesita probar que los productos naturales sean eficaces o seguros y puesto que no están regulados por la FDA no se puede estar seguro ni de la pureza, concentración o composición de las hierbas, fórmulas a base de hierbas u otros productos naturales, ni de la consistencia de su procesamiento o fabricación. Esto significa que cuando compra un producto natural es imposible saber si realmente está comprando lo que cree. Por ejemplo, cuando una agencia del consumidor examinó productos que contenían valeriana descubrió que cuatro de los diecisiete productos examinados si siquiera contenían un nivel detectable de valeriana; otros cuatro contenían la mitad de la cantidad que indicaba el envase y uno estaba contaminado con cadmio, un metal sumamente tóxico (Shimazaki and Martin 2007). Este ejemplo no es para asustarle sino simplemente para ilustrar las posibles consecuencias de los productos naturales dado que no han sido regulados ni examinados para asegurar su calidad y seguridad. Esta falta de control de calidad significa que la información sobre los productos y las etiquetas pueden engañar ya que ciertos productos naturales pueden ser incluso peligrosos.

LA MELATONINA

La melatonina es una hormona producida de forma natural en el cerebro por la glándula pineal. Su secreción es nocturna, pues precisa la oscuridad. Dado que ayuda a regular el ciclo de sueño-vigilia de su ritmo circadiano puede ser de ayuda ocasionalmente para el jetlag, el trastorno de turnos, o el síndrome de la fase de sueño retrasada ya que todos estos trastornos afectan el ritmo circadiano. También puede ser de ayuda para invidentes con problemas de sueño. Sin embargo, no está probado que los suplementos de melatonina sean efectivos para combatir el insomnio en sí (Neubauer 2007; National Institutes of Health 2005; Park et al. 2007). Sin embargo, a pesar de la falta de evidencia de que sea útil para el insomnio se ha convertido en un popular remedio para el sueño. En los Estados Unidos aproximadamente un 5 por ciento de las personas usan melatonina y cerca de un 28 por ciento de esas personas lo toman específicamente para el insomnio (Bliwise and Ansari 2007).

La idea de que la melatonina sea un producto producido naturalmente por el cuerpo le puede llevar a pensar que es una buena alternativa a los fármacos. Sin embargo, el suplemento de melatonina no es tan benigno como cree. De hecho, en algunos países europeos la melatonina está regulada y no se puede conseguir sin receta médica debido a la preocupación respecto a sus posibles efectos secundarios (Guardiola-Lemaitre 1997). Por ejemplo, se ha reportado que la melatonina causa efectos secundarios vasculares tales como el aumento de presión vascular y del ritmo cardíaco en personas que toman medicaciones para controlar la presión (Lusardi, Piazza, and Fogari 2000); y de cambios del ritmo cardíaco en personas saludables (Vandewalle et al. 2007). Algunos investigadores han expresado su preocupación por los posibles efectos del uso de la melatonina a largo plazo en relación a la fertilidad, aunque esta cuestión sigue sin respuesta (Weaver 1997). Además, hay evidencia de que los suplementar la melatonina puede afectar la tolerancia a la glucosa y la sensibilidad a la insulina (Cagnacci et al. 2001) y causar prediabetes. Dado que no está probado que la melatonina sea de mucha ayuda para el insomnio (aparte de para los trastornos del ritmo circadiano) evalúe sus riesgos y beneficios cuidadosamente si está pensando en tomarla.

LA VALERIANA

Otro popular remedio natural para el insomnio es la raíz de la valeriana. Al igual que la melatonina, no está controlada por el FDA o sea que los productos con valeriana no han sido estandarizados ni examinados para comprobar su calidad, la pureza de sus ingredientes, su concentración o composición. Se desconoce el componente activo de la valeriana pero sí parece tener un leve efecto hipnótico a la vez que reduce la ansiedad y produce el relajamiento muscular. A pesar de ello falta evidencia convincente de que la valeriana combata el insomnio o contribuya de algún modo a mejorar el sueño (Neubauer 2007). Se estima que cerca de un 6% de la población de los Estados Unidos utiliza valeriana y que un 30% de esas personas la toman específicamente para ayudarles con el sueño (Bliwise and Ansari 2007).

Al igual que con la melatonina es importante considerar los posibles riesgos. Numerosos estudios han mostrado que las hierbas y otros suplementos naturales pueden interactuar con medicamentos utilizados para problemas cardiovasculares, diabetes, epilepsia y cáncer, así como con medicamentos psicotrópicos (Bliwise and Ansari 2007). La efectividad de la valeriana para combatir el insomnio es un tema debatible pero, por el momento, no hay suficiente evidencia de que promueva el sueño por lo que no se recomienda como tratamiento para el insomnio (National Institutes of Health 2005).

LA KAVA

La kava, que se vende como producto natural o suplemento diario en los Estados Unidos, es una hierba de sabor amargo que proviene de la fibra de una planta de la familia de la pimienta negra. Es nativa de la región del oeste del Pacífico donde las culturas indígenas la vienen utilizando desde hace más de tres mil años como una bebida tradicional y de uso recreativo debido a sus propiedades relajantes. La kava se utiliza comúnmente para los nervios, la ansiedad y el estrés pero no se conoce el modo cómo funciona (Boon and Wong 2003). De nuevo, dado que no está controlada por el FDA, su concentración, potencia y calidad varían enormemente dependiendo del fabricante.

Ha habido casos de serios problemas de salud debido al uso de la kava tales como toxicidad del hígado, que da como resultado insuficiencia hepática, cirrosis y hepatitis (Lude et al. 2008; Fu et al. 2008). Otros posibles efectos adversos incluyen, sequedad, escamas y piel amarilla, así como pérdida de cabello, pérdida auditiva, anorexia, debilitamiento muscular y problemas de coordinación (Wooltorton 2002a, 2002b). Debido a las posibles y significativas interacciones con otros medicamentos y al efecto sobre diversos mecanismos del cuerpo la kava no es recomendable si toma medicaciones anti plaqueta como Plavix (clopidogrel) o aspirina; anticoagulantes, como Coumadin (warfarin); o antipsicóticos; o si tiene la enfermedad de Parkinson (Wooltorton 2002b). En 2002, tanto el FDA como el Departamento de Salud de Canadá (Health Canada) diseminaron información de advertencia a nivel federal aconsejando a las personas que dejaran de tomar kava hasta que se pudiera determinar mejor la seguridad de su uso debido a su posible toxicidad hepática (Mills et al. 2004).

MEDICACIONES PARA EL INSOMNIO CON PRESCRIPCIÓN MÉDICA

Las medicaciones para el insomnio han cambiado en los últimos cincuenta años. Se han vuelto mucho más seguras que en los días de los barbitúricos y el hidrato de cloral. Debido al peligro y posible abuso de dichas medicaciones, las compañías farmacéuticas han estado trabajando en desarrollar y poner a prueba alternativas que sean menos perjudiciales.

Tal como se mencionó anteriormente, el número de personas a las que se les receta medicaciones para dormir es bastante alto. Con los numerosos comerciales por televisión que seducen con medicaciones que prometen un sueño más reparador y apacible es fácil entender por qué la gente puede creer que la solución sea tomar una píldora para dormir. Aunque estos comerciales intentan convencer a las personas de que *necesitan* una pastilla para dormir la realidad es que la academia americana de la medicina del sueño recomienda acercamientos no farmacológicos como un primer paso para ayudar a superar problemas de sueño. Otra razón para ello es que la mayoría de los sedantes-hipnóticos pueden crearle dependencia. La *dependencia psicológica* ocurre cuando cree que solo puede dormirse con el medicamento y por eso tiene miedo o no quiere dejar de tomarlo. La dependencia fisiológica es cuando su cuerpo se ha adaptado a la sustancia y de hecho la necesita para sentirse normal. La *tolerancia*, cuando debe ir aumentando progresivamente la dosis del medicamento para obtener el mismo efecto, es también causa de preocupación.

Dado que los sedantes hipnóticos pueden causar dependencia no se deben tomar a largo plazo, a pesar de lo que anuncien algunos comerciales recientes. De hecho, las medidas no farmacológicas como las que aprenderá en este libro, son mucho más efectivas para combatir el insomnio a largo plazo. El primer paso para superar la dependencia de los sedantes hipnóticos e hipnóticos es creer que es capaz de dormirse por sí mismo sin necesidad de medicación. Aunque ésta y otras técnicas que explicaré requieren trabajo de su parte, verá cómo al final bien valen la pena cuando ya no necesite depender de un medicamento para dormirse. Este acercamiento le permitirá llegar a la causa principal de su problema con el sueño, combatir el insomnio, e impedir recaer una noche cualquiera en la que no tome pastillas para dormir, lo que se conoce como *insomnio de rebote*.

Las medicaciones con receta médica que están actualmente disponibles para el tratamiento del insomnio incluyen benzodiazepinas, análogos de benzodiazepinas, ramelteon (Rozerem), barbitúricos, antidepresivos y antipsicóticos. Solo algunos de ellos han sido aprobados por la FDA específicamente para tratar el insomnio. Los otros han sido aprobados para tratar otras condiciones o enfermedades pero se prescriben a menudo para el insomnio, una práctica que se denomina "uso fuera de la etiqueta," y también pueden ser efectivos como ayuda para el sueño para algunas personas. Tras la explicación de varias categorías de medicamentos para el sueño que se consiguen con receta médica y que sigue a continuación encontrará un cuadro que resume la información esencial sobre las ayudas para el sueño más comunes.

Las benzodiazepinas

La mayoría de las medicaciones para el sueño son de la familia de las benzodiazepinas. En este grupo, solo temazepam (Restoril), flurazepam (Dalmane), estazolam (ProSom), quazepam (Doral) y triazolam (Halcion) han sido aprobadas por la FDA como tratamiento para el insomnio. De todos modos, el uso fuera de la etiqueta es muy común con las benzodiacepinas por lo que otras medicaciones de este tipo como clonazepam (Klonopin), diazepam (Valium), alprazolam (Xanax), and lorazepam (Ativan) también se acostumbran a recetar para el insomnio. Las principales diferencias entre las diferentes medicaciones de la familia de las benzodiazepinas son el índice de absorción en el flujo sanguíneo, el índice de distribución por el cuerpo, y el tiempo que la substancia permanece en el sistema. Si una sustancia se absorbe rápidamente sus efectos también se sienten con rapidez, lo cual es más útil para el insomnio de inicio del sueño o dificultad de conciliar el sueño. Si la sustancia presenta un índice de absorción lento se tardará más en sentir sus efectos por lo cual ese tipo de benzodiacepinas es más adecuado para el insomnio de mantenimiento del sueño o dificultad en permanecer dormido.

Algunos medicamentos tardan más en atravesar el sistema y salir de él según sea su *vida media*, es decir, la cantidad de tiempo que tarda su cuerpo en descomponer o eliminar la mitad de la concentración original del medicamento. Es importante saber esto porque si un medicamento tiene una vida media larga seguirá ejerciendo sus efectos durante más tiempo que otro medicamento con una vida media más corta. Si un medicamento tiene una vida media larga puede seguir sintiendo sus efectos al día siguiente. A esto se lo denomina comúnmente "efecto resaca" ya que puede sentirse somnoliento, atontado o con menos claridad mental. Otro factor que también tiene un rol en el tiempo en que un medicamento le afecta es el modo en que se metaboliza o descompone dentro del cuerpo. Algunos medicamentos se metabolizan rápidamente pero, al descomponerse, sus componentes producen efectos similares a los del medicamento que ingirió originalmente lo cual prolonga la duración de los efectos del medicamento.

Las benzodiazepinas pueden limitar la memoria y el funcionamiento, hacerle sentir sedado durante el día y dejarle deprimido (Spielman and Anderson 1999). Además, pueden reducir el funcionamiento respiratorio, por lo que no son aconsejables en el caso de que ronque o tenga trastornos respiratorios durante el sueño tales como la apnea. Las benzodiazepinas pueden afectar la arquitectura del sueño al suprimir el reparador estadio N3 del sueño e incrementar la actividad husos del sueño del estadio N2 del sueño (Mendelson 2000).

El mayor problema con las benzodiazepinas es que su cuerpo puede desarrollar dependencia o tolerancia a ellas. Por estos motivos están clasificadas como sustancias de tipo IV por el departamento de control de sustancias o U.S. Drug Enforcement Agency. Los síntomas de abstinencia de las benzodiazepinas incluyen insomnio de rebote, agitación, ansiedad y, en casos más extremos, convulsiones . Estos medicamentos tienen propiedades contra la ansiedad, sedantes, hipnóticas y anticonvulsivas (Morin 1993) por lo cual, cuando deja de tomarlos, su cuerpo experimenta el efecto opuesto: incremento de la ansiedad, más problemas con el sueño y posiblemente hasta convulsiones. Debe dejar de tomar benzodiazepinas únicamente guiado por un médico y con su cuidadosa supervisión pues es probable que necesite ir disminuyendo la dosis paulatinamente y, aun así debe de estar atento para detectar posibles síntomas de abstinencia.

Análogos de benzodiazepinas

Los análogos de benzodiazepinas son un tipo de sedante hipnótico que empezó a estar disponible en los Estados Unidos a principios de los años noventa. La primera medicación de este tipo fue zolpidem (Ambien), al que le siguieron zaleplon (Sonata) y eszopiclona (Lunesta) una década después. Actúan en el cuerpo de modo similar a las benzodiacepinas pero son más específicos, más selectivos en relación a los neurotransmisores del cerebro a los que se dirigen. El beneficio que aportan estos nuevos medicamentos es que se toleran mejor que las benzodiazepinas, tienen menos efectos secundarios, menos efectos de abstinencia en el caso de dejarlos y un potencial de crear dependencia mucho menor (Neubauer 2007; Park et al. 2007). En cualquier caso, todavía hay un cierto potencial de dependencia o abuso por lo que están clasificados como sustancias de tipo IV como las benzodiazepinas.

AMBIEN

Ambien (zolpidem), que se prescribe en dosis de 5 o 10 mg., se absorbe rápidamente con lo cual empieza a hacer efecto con bastante rapidez. Tiene una vida media de 1.5 a 2.4 horas, lo que significa que ese es el tiempo que la concentración del medicamento en su cuerpo tardará en estar a la mitad de lo que estaba poco después de haberla ingerido. En otras palabras, si toma 10 mg. de Ambien al acostarse entre 1.5 y 2.4 horas después tendrá solo 5 mg. de ella en la sangre. Después de otras 1.5 a 2.4 horas más la concentración se habrá reducido otra vez a la mitad, a 2.5 mg. Esto la vuelve más efectiva para ayudar a aquellas personas a las que les cuesta dormirse. Como su vida media no es muy larga puede o no durar lo suficiente para que disminuyan los despertares nocturnos. Por ello, y para conseguir un medicamento más efectivo para aquellas personas con insomnio de mantenimiento del sueño, se desarrolló Ambien CR, con un efecto progresivo y continuo; es decir, el medicamento se va diluyendo y absorbiendo en el sistema intestinal durante un largo periodo de tiempo. Ambien CR se prescribe en dosis de 6.25 o 1.5 mg. Al contrario que en el caso de las benzodiacepinas, Ambien no parece tener efectos significativos en la arquitectura del sueño.

En los últimos años, los medios de comunicación han prestado bastante atención a los posibles efectos secundarios de Ambien tales como el "conducir dormido" y el "comer dormido" en los cuales las personas no tienen ningún recuerdo de estos eventos a la mañana siguiente. El website de Ambien y también el folleto informativo incluyen hoy día estas inusuales actividades nocturnas como posibles efectos secundarios de tomar el medicamento. Aunque la información existente sobre Ambien señala que la posibilidad de abusar de esta medicación es más baja que en el caso de las benzodiazepinas, es importante notar que también puede usarse Ambien de modo incorrecto o abusar de él. Hay casos de personas que toman hasta 50 o 60 mg. de Ambien cada noche porque afirman que el medicamento ya no les funciona con las dosis menores que se prescriben. Esto resalta la importancia de ir con cuidado al usar cualquier tipo de sedante hipnótico. Si se encuentra tomando más que la dosis recomendada o si desea tomar dosis más elevadas debe buscar ayuda profesional.

SONATA

Al igual que Ambien, Sonata (zaleplon), se suele utilizar para el insomnio del inicio del sueño. Disponible en dosis de 5 mg. y 10 mg. Sonata tiene un índice de inicio y absorción muy rápido y también se elimina del cuerpo rápidamente. Su vida media es únicamente de una hora. Sin embargo si tiene insomnio de mantenimiento del sueño Sonata no le será de ayuda puesto que ya habrá dejado de hacer efecto. Al igual que con otros sedantes hipnóticos, tomar Sonata cada noche puede llevar a una dependencia fisiológica y psicológica.

LUNESTA

Lunesta (eszopiclona), la cual está disponible en dosis de 1 mg, 2 mg y 3 mg, tiene un efecto de más duración que Sonata o Ambien. Ya que se absorbe rápidamente y su duración es de cinco a siete horas, puede ser efectiva tanto para el insomnio de inicio como de mantenimiento del sueño. Sin embargo, el que su efecto dure más significa que es más probable que cause o adormecimiento durante el día o efecto resaca. Aunque el FDA la haya aprobado para uso a largo plazo presenta el mismo riesgo de crear dependencia que otros sedantes hipnóticos. Además, puesto que se trata de un medicamento relativamente nuevo, aún no se ha estudiado extensivamente su efecto a largo plazo.

Los efectos secundarios más frecuentes son: dolor de cabeza, sabor desagradable en la boca, infección, náusea, dolor, sueños desagradables y dolor de garganta. Otros efectos secundarios del uso de Lunesta incluyen adormecimiento diurno y depresión (Brielmaier 2006; Lieberman 2007). También puede darse el insomnio de rebote, especialmente la primera noche después de dejar de utilizarlo (Lieberman 2007). Hay un medicamento similar, zopiclona (Imovane), que se vende en Canadá y Europa. Es un isómero de eszopiclona (Lunesta), es decir, que se trata de la misma fórmula química pero diferente estructura. Los estudios demuestran que la eszopiclona puede causar dependencia con síntomas de abstinencia tales como insomnio de rebote, ansiedad, palpitaciones, aumento del ritmo cardíaco, temblores y convulsiones (Cimolai 2007).

Ramelteon

El último sedante hipnótico aprobado por el FDA para el insomnio de inicio del sueño es Ramelteon (Rozerem). Tiene como objetivo dos tipos de receptores de melatonina del cerebro que parece ser que se ocupan de regular el ciclo sueño-vigilia del ritmo circadiano. Uno de los receptores regula el adormecimiento mientras que el otro parece ayudar al cuerpo a pasar del día a la noche (Kato et al. 2005; Zammit et al. 2007). Ramelteon se absorbe rápidamente y su efecto dura de 1 a 2.6 horas. Es altamente selectivo y sus efectos son mucho más potentes que los del suplemento de melatonina. Un estudio con un alto número de participantes demostró que después de cinco semanas de uso no se presenta evidencia de insomnio de rebote ni de ningún otro tipo de síntoma de abstinencia (Zammit et al. 2007). Los posibles efectos secundarios de Ramelteon incluyen: dolores de cabeza, somnolencia diurna, mareo y fatiga. A diferencia de las benzodiazepinas y las no benzodiacepinas, Ramelteon no ha presentado potencial de abuso y por ello está clasificado dentro de las sustancias con efecto nocivo indeterminado (non scheduled) por la agencia del control de las sustancias. De hecho, es el único medicamento de los prescritos para el sueño entre los que hoy día están en venta en los Estados Unidos, que aparece con efecto nocivo no determinado.

Barbitúricos

Los medicamentos clasificados como barbitúricos actúan como depresores del sistema nervioso central. Es decir, son sedantes. En el pasado, los barbitúricos de tipo pentobarbital (Nembutal), secobarbital (Seconal), amobarbital (Amytal) y una combinación secobarbital-amobarbital llamada Tuinal se usaron muy a menudo como medicamentos para el sueño. Los barbitúricos prescritos para dormir son de acción rápida o intermedia, es decir, empiezan a funcionar de quince a cuarenta minutos después de tomarlos y sus efectos pueden durar de cinco a seis horas.

Incluso los barbitúricos de acción más prolongada de tipo fenobarbital (Luminal) y

metilfenobarbital (Mebaral) han sido usados para el insomnio. Causan sedación en una o dos

horas y sus efectos pueden durar doce o más horas (Ray and Ksir 1993). Hay varias razones por

las que los barbitúricos rara vez se usan para el insomnio hoy en día. En primer lugar, los

barbitúricos pueden ser muy peligrosos, como lo demuestra el hecho de que algunos de ellos

estén clasificados como sustancias de tipo II, una categoría que también incluye la morfina, el

opio y las metanfetaminas. No solo son altamente adictivos sino que también tienen más efectos

secundarios que incluyen el efecto resaca, somnolencia diurna y una reducida coordinación

muscular que puede durar un día entero después de tomar una sola dosis. Con estas sustancias

también es común desarrollar tolerancia o bien dependencia física o emocional. Además, los

barbitúricos reducen la función respiratoria hasta tal punto que puede dejar de respirar. El

tomarlos en altas dosis o combinarlos con alcohol puede ser mortal (Schilit and Lisansky

Gomberg 1991; Ray and Ksir 1993). En resumidas cuentas, los barbitúricos no se recomiendan

para el insomnio.

Antidepresivos

Algunos antidepresivos tienen efecto sedante, lo cual explica por qué a menudo se utilizan en

pequeñas dosis para ayudar al sueño. Las personas no suelen desarrollar tolerancia a los

antidepresivos del mismo modo que podrían hacerlo con las benzodiazepinas u otros sedantes

hipnóticos. Los antidepresivos que a menudo se utilizan para el insomnio incluyen la doxepina

(Sinequan), amitriptilina (Elavil), mirtazapina (Remeron), nefazodona (Serzone) y trazodona

(Desyrel) aunque la sedación diurna puede ser un problema con estas medicaciones (Hauri

1998). Otros posibles efectos secundarios incluyen: sequedad de boca, dificultad al orinar, mareo, estreñimiento, leve mareo al levantarse, irregularidades de ritmo cardíaco e impotencia. Además, ciertos antidepresivos pueden exacerbar los síntomas de síndrome de la pierna inquieta o de trastorno de movilidad periódica de las extremidades, por lo que inclinarse por este tipo de ayuda para dormir es mala idea si alguna de estas condiciones le afecta el sueño.

El uso de antidepresivos para el sueño se considera fuera de la etiqueta ya que no han sido aprobados por el FDA para combatir el insomnio. Si sufre de depresión además de insomnio puede que los antidepresivos con mayor efecto sedante le sean de ayuda. Sin embargo, falta evidencia que pruebe que mejoran el sueño a quienes no sufren de depresión o sea que su uso en estos casos se considera discutible (Holbrook 2004). Dado que los antidepresivos pueden causar efectos secundarios negativos considerables debe considerar cuidadosamente sus riesgos y beneficios si está pensando en utilizarlos para dormir (National Institutes of Health 2005; Neubauer 2007).

Antipsicóticos

Los antipsicóticos se utilizan a veces con las personas que tienen insomnio conjuntamente con otro trastorno psiquiátrico tal como manía, una ansiedad intensa o síntomas psicóticos y que podrían mejorar con este tipo de medicamentos (Park et al. 2007). Estas sustancias son de dos tipos: típicas y atípicas. Las sustancias antipsicóticas típicas, que se usan por sus efectos sedantes, son la tioridazina (Mellaril) y la clorpromazina (Thorazine) y las atípicas que se usan como ayuda para el sueño son la quetiapina (Seroquel), la olanzapina (Zyprexa), la clozapina

(Clozaril) y la risperidona (Risperdal). Los efectos secundarios que se asocian con el uso de los neurolépticos típicos a largo plazo son, por ejemplo, la discinesia tardía, caracterizada por movimientos repetitivos, involuntarios y sin propósito alguno. Otros efectos secundarios de las sustancias antipsicóticas típicas incluyen sequedad de boca, calambres musculares, entumecimiento, temblores y aumento de peso. Los nuevos antipsicóticos atípicos no llevan muchos años con lo cual se desconoce si su uso a largo plazo puede causar discinesia tardía. Tanto con las nuevas como con las antiguas medicaciones antipsicóticas también se han notado inquietud, incapacidad de permanecer quieto, ansiedad y agitación. Los efectos secundarios habituales de los antipsicóticos son: aumento de peso, baja presión arterial y disfunción sexual aunque también existe mayor riesgo de diabetes de tipo 2 y de infarto cardíaco en personas de edad avanzada (Gardner, Baldessarini, and Waraich 2005). A la mayoría de las personas se les prescriben antipsicóticos para trastornos psiquiátricos y para este propósito pueden ser muy efectivos. Si este es su caso, probablemente los beneficios de esta medicación superen a los riesgos.

Vea a continuación una lista de las medicaciones que se suelen recetar para el insomnio. Dado que los barbitúricos y antipsicóticos presentan considerables riesgos en comparación con otras formas de ayudar el sueño no se incluyen en esta lista.

Fármacos comúnmente utilizados para el insomnio

Nombre genérico	Nombre de la marca	Clase	Dosis (mg)	Aprobado para el insomnio por el FDA
alprazolam	Xanax	benzodiazepina	0.25-0.5	no
clonazepam	Klonopin	benzodiazepina	0.5-2	no

diazepam	Valium	benzodiazepina	2-10	no
estazolam	ProSom	benzodiazepina	1-2	sí
flurazepam	Dalmane	benzodiazepina	15-30	sí
lorazepam	Ativan	benzodiazepina	1-4	no
quazepam	Doral	benzodiazepina	7.5-15	sí
temazepam	Restoril	benzodiazepina	7.5-30	sí
triazolam	Halcion	benzodiazepina	0.125-0.25	sí
zaleplon	Sonata	no benzodiazepina	5-10	sí
eszopiclona	Lunesta	no benzodiazepina	1-3	sí
zolpidem	Ambien	no benzodiazepina	5-10	sí
zolpidem ER	Ambien CR	no benzodiazepina	6.25-12.5	sí
ramelteon	Rozerem	agonista de los receptores selectivos de melatonina	8	sí
amitriptilina	Elavil	antidepresivo	10-25	no
doxepina	Sinequan	antidepresivo	10-70	no
mirtazapina	Remeron	antidepresivo	15-30	no
nefazodona	Serzone	antidepresivo	100	no
trazodona	Desyrel	antidepresivo	50-300	no

PROBLEMAS DE LAS MEDICINAS PARA EL SUEÑO

Las medicinas para el sueño pueden afectar cómo se siente durante el día y cómo actúa pues tienen un impacto negativo en las emociones y dificultan la capacidad de realizar tareas normales. También pueden cambiar el ciclo y la calidad del sueño. El conocer los diferentes modos en los que los fármacos sedantes hipnóticos pueden afectarle su diario vivir y potencialmente crear problemas es importante para decidir si quiere tomarlos o no, o si quiere seguir tomándolos, en el caso de que ya haya comenzado a hacerlo.

Durante el día

Las medicinas para el sueño pueden afectar su funcionamiento y desempeño diario y no de manera positiva. Dado que cierta cantidad de la medicina puede permanecer en su cuerpo al día siguiente es natural que presente algunos efectos residuales. No solo pueden hacerle sentir más somnoliento y cansado al día siguiente sino que según la investigación, el uso de sedantes hipnóticos también puede causar una reducida capacidad psicomotora y cognitiva (Hindmarch et al. 2006). En otras palabras, puede ser que experimente disminución del tiempo de reacción y de coordinación, e incluso amnesia a corto plazo o problemas de memoria (Millar et al. 2007). Eso significa que deberá evitar operar maquinaria o manejar, o bien tener mucho cuidado cuando lo haga pues puede seguir algo adormecido al manejar debido a la medicación. Las medicinas para el sueño ayudan a incrementar el riesgo de accidentes, incluyendo los accidentes automovilísticos (Glass et al. 2005).

Además, tiene más probabilidades de resbalar o caerse (Leipzig, Cumming, and Tinetti 1999) pues los sedantes hipnóticos pueden producir sensación de mareo y pérdida de equilibrio. Incluso los medicamentos que puede comprar sin receta pueden hacerle sentir adormecido y cansado al día siguiente e interferir con su capacidad de realizar una variedad de tareas. O sea que no crea que el dormir más profundamente tras tomar un sedante hipnótico le ayudará a funcionar mejor durante el día puesto que la evidencia no lo apoya. De hecho, es posible que ni siquiera le ayude a dormir mejor.

Al dormir

Las pastillas para dormir también pueden causarle problemas al dormir. Tienen efecto en la respiración, que vuelven más lenta, lo cual puede ser un problema si ronca o padece de apnea o de otro problema respiratorio. Si tiene apnea tiene que ir con mucho cuidado con los sedantes hipnóticos ya que pueden empeorar la respiración haciendo que las pausas al respirar duren más tiempo o sean mucho más frecuentes, lo cual puede aumentar el riesgo de disfunción cardíaca y pulmonar (Spielman and Anderson 1999).

La mayoría de los sedantes hipnóticos también le afectan el sueño de otra manera: alteran la arquitectura de su sueño, cambiando la cantidad de tiempo que pasa en cada etapa. Se sabe que las benzodiazepinas, por ejemplo, aumentan la etapa N2 del sueño mientras que suprimen o disminuyen la etapa N3 o delta. Dado que el sueño delta, profundo, se considera la parte más reparadora del ciclo del sueño, tener menos de éste puede afectar la calidad de su sueño en general y lo descansado que se sienta al levantarse. Algunos sedantes hipnóticos también pueden hacer disminuir el sueño REM, otra parte importante de su ciclo de sueño (Morin 1993). Como se mencionó anteriormente, algunas de las nuevas medicaciones no benzodiazepinas parecen tener menos impacto en la arquitectura del sueño.

CÓMO Y CUÁNDO DEJAR DE TOMAR MEDICACIÓN PARA EL SUEÑO

La decisión sobre si seguir tomando o dejar de tomar medicación para el sueño es importante. Si bien las soluciones no farmacológicas normalmente ofrecen mejores resultados a largo plazo, aprender e implementar estas técnicas toma mucho más tiempo que ingerir una pastilla y además requieren que se comprometa a hacerlo. En cualquier caso, hay muchos motivos por los que quizás querría dejar de tomar sedantes. Quizás esté cansado de tomar pastillas para dormir cada noche o quizás le preocupan los efectos que estas sustancias puedan tener en su cuerpo y mente. Quizás esté harto de pensar que necesita pastillas cada noche de por vida a fin de dormir bien o tal vez esté preocupado por el costo de la medicación. Tal vez, simplemente, no le guste la idea de depender de medicación y quiere probar si puede dormir bien por sí mismo, sin ayuda de pastillas.

También hay algunos motivos por los que considere que vale la pena tomar medicación para el sueño. Por ejemplo, si toma antihistamínicos porque tiene una alergia nasal severa acompañada de insomnio puede decidir seguir con la medicación para tratar estos síntomas. Igualmente, si sufre de ansiedad no relacionada con el insomnio y toma benzodiazepinas por este motivo, puede optar por seguir tomándolas si le está funcionando bien aunque es bueno que trate estas cuestiones con su doctor. Algunas parasomnias, trastornos del sueño tratados en el capítulo 11, tales como el sonambulismo o los terrores nocturnos también se tratan con benzodiazepinas. Si este es su caso es probable que le sea difícil dejar la medicación puesto que pueden reaparecer los síntomas de las parasomnias.

Necesitará evaluar todos estos factores cuidadosamente antes de decidir si quiere dejar de tomar pastillas para el sueño o no y cómo hacerlo. En el resto del capítulo encontrará la información necesaria para tomar la decisión correcta para su caso. En el caso que decida dejarlas, es importante que encuentre el mejor momento para hacerlo y que determine si necesita supervisión médica durante el proceso. Debe ser consciente de los posibles efectos secundarios de dejarlas de modo repentino así como las posibles reacciones que experimentará su cuerpo la primera noche sin medicación.

Posibles efectos secundarios de dejar de tomar medicaciones para el sueño

Si deja de tomar medicaciones de golpe es más probable que experimente algún tipo de síntoma de abstinencia. La seriedad y duración de estos síntomas dependerá de cuánto tiempo lleve tomando pastillas para el sueño, que tan a menudo las tome y la dosis que tome. También dependerá del tipo de medicamento. Las benzodiazepinas suelen causar más síntomas de abstinencia que las no benzodiazepinas pero el dejar de tomar cualquiera de ellas rápidamente

puede causar problemas. Las benzodiazepinas pueden causar convulsiones en el proceso de dejar

de tomarlas o sea que reducir la dosis paulatinamente es un método preferible a dejar de tomarlas

de la noche a la mañana o reducir la dosis rápidamente.

Los posibles efectos de dejar las benzodiazepinas incluyen ansiedad, irritabilidad, dolores

de cabeza, fatiga, temblores musculares, insomnio de rebote y náusea. También puede

experimentar la intensificación de los sentidos (Morin 1993). Dejar rápidamente los sedantes

hipnóticos puede causar insomnio de rebote, intensificación de la ansiedad, cambios de

comportamiento, dolores abdominales y musculares, náusea, vómitos, sudores, aumento del

ritmo cardíaco, temblores y convulsiones. Debe buscar atención médica si sus síntomas son

severos. El insomnio de rebote acompañado de ansiedad es uno de los síntomas más inquietantes

y que causan más frustración de dejar los sedantes hipnóticos pero es solo problema a corto

plazo. Si piensa a la larga, resulta más prometedor un futuro sin pastillas para dormir. Estas son

solo reacciones temporales normales de dejar la mayoría de las medicaciones para el sueño.

Aunque el ir reduciendo la dosis paulatinamente puede ayudar a reducir el grado de los

síntomas del insomnio de rebote, debe estar preparado para la posibilidad de que ocurra. El

insomnio de rebote es una de las razones más importantes por las cuales las personas continúan

tomando pastillas para dormir incluso cuando la medicación ya no les funciona tan bien como lo

hacía al principio de tomarla. Además, el insomnio de rebote puede ser peor de lo que era su

insomnio antes de que empezara a tomar pastillas y puede ir acompañado de una ansiedad

considerable. Eso puede hacer que esté tentado de tomar las pastillas de nuevo únicamente para

evitarlo. Desafortunadamente, así se refuerza la idea de que no puede dormir sin medicación lo cual incrementa su dependencia psicológica. Por difícil que sea, una de las maneras más efectivas de combatir esta idea errónea es resistir y no meterse otra píldora.

Una vez haya pasado por las malas noches del insomnio de rebote habrá combatido una de las peores partes de dejar de tomar medicaciones para dormir. Tiene sentido que experimente más el insomnio después de haber dejado los sedantes hipnóticos: aunque no sintiera que la medicación le estaba funcionando muy bien, aun así estaba teniendo un efecto sedante en su cerebro. Comprender que el insomnio de rebote es normal y que no durará siempre le ayudará a lograr uno de los mayores retos de este programa para el sueño: abstenerse de tomar medicaciones para dormir y darle a su cuerpo la oportunidad de dormirse sin píldoras.

Evalúe su necesidad de asistencia o supervisión médica

Para saber si necesita asistencia y supervisión médica al dejar de tomar los sedantes hipnóticos conteste algunas preguntas sobre su nivel de dependencia de las pastillas.

___ sí	___ no	1. ¿Toma pastillas para dormir cada noche?
___ sí	___ no	2. ¿Toma una dosis más alta que la prescrita?
___ sí	___ no	3. ¿Alguna vez ha tenido una reacción negativa al no tomar la medicación o al intentar dejar de tomarla? (ej. sudores, escalofríos, palpitaciones, convulsiones o insomnio)
___ sí	___ no	4. ¿Lleva tomando pastillas para dormir de cinco a siete noches por semana durante más de tres meses?

Si ha respondido afirmativamente a alguna de estas preguntas debería consultar con su médico antes de dejar de tomar las pastillas para dormir para que él pueda hacerle un seguimiento en caso de que presente reacciones adversas. Veamos a continuación cada una de las preguntas y lo que significan sus respuestas.

Si respondió afirmativamente a la pregunta 1 es posible que haya desarrollado dependencia física o psicológica a la medicación. También es posible que tema el insomnio de rebote, una reacción habitual al dejar la medicación para el sueño, lo cual refleja la dependencia física de su cuerpo a las píldoras para dormir. Piense que el insomnio de rebote es una reacción habitual al dejar la medicación pero no dura siempre; puede ocurrir solo la primera noche o durar varios días o incluso varias semanas; y, aunque se sienta frustrado por el insomnio de rebote, lo importante es recordar que su cuerpo necesita cierto tiempo para adaptarse y acostumbrarse a dormir sin necesidad de la sustancia. El insomnio de rebote puede hacer que quiera empezar a tomar pastillas de nuevo pero es mejor aguantar unas noches para que su cuerpo vaya perdiendo su dependencia a la sustancia.

Si respondió afirmativamente a la pregunta 2 significa que ha desarrollado tolerancia física a su medicación para el sueño. Por ejemplo, si estuvo tomando 10 mg. de Ambien durante varios meses pero en un momento se dio cuenta de que ya no le funcionaba y empezó a tomar 20 mg. por noche ha desarrollado tolerancia a la sustancia. Esta es una señal de que definitivamente necesita ayuda y supervisión médica a fin de ir disminuyendo la medicación pues es probable que su cuerpo presente reacciones adversas significativas.

Si contestó afirmativamente a la pregunta 3 ya ha experimentado una reacción adversa al intentar dejar de tomar píldoras para dormir, señal de que su cuerpo es físicamente dependiente de la sustancia. Es importante que trate este asunto con su médico de modo que pueda ir disminuyendo la medicación de la manera más segura para su caso. Abstenerse de los sedantes hipnóticos puede causar severos efectos secundarios en el cuerpo al igual que ocurre al abstenerse del alcohol o de otras sustancias adictivas. Todo dependerá de la medicación que haya estado tomando, pero los efectos secundarios de algunas de ellas pueden ser considerables.

Si respondió afirmativamente a la pregunta 4 lleva tomando pastillas para dormir desde hace bastante tiempo. Es posible que sea físicamente dependiente de la medicación y más probable aún que lo sea psicológicamente. El obstáculo psicológico puede ser uno de los más difíciles de combatir pero la realidad es que la gran mayoría de las personas pueden aprender a dormir sin utilizar medicaciones ¿por qué no se da a sí mismo la oportunidad de intentarlo? Puede serle más difícil si lleva tomando píldoras desde hace mucho tiempo pues probablemente se haya convencido a si mismo con el tiempo de que las necesita. Sin embargo, incluso personas que sufrían de insomnio crónico y habían utilizado medicación durante años lograron dejar de tomar pastillas para dormir.

Si respondió negativamente a todas las preguntas anteriores aun así es importante evaluar si depende física o psicológicamente de medicamentos para dormir. ¿Cree que no puede dormirse sin medicación? ¿Le ocurre algunas veces que intenta dormirse sin medicación pero pasado un rato se rinde y acaba tomándola de todos modos? Si respondió afirmativamente a alguna de estas preguntas es posible que sea psicológicamente dependiente de medicaciones para el sueño. Este libro puede ayudarle a trabajar con su dependencia psicológica. Aunque sea solo psicológica y no física es buena idea dejarle saber a su médico que va a empezar un nuevo programa para el sueño que no implica medicación.

Consejos prácticos para dejar las pastillas para dormir

Si decide que está listo para dejar de medicarse para el sueño aquí encontrará consejos útiles sobre cómo hacerlo. Si no lleva tomando medicación hace tiempo, o si la usa solo en contadas ocasiones, algunos aspectos de esta lista no se refieren a su caso. Por ejemplo, si la toma solo de vez en cuando no tiene que preocuparse del insomnio de rebote o de ir disminuyendo la medicación paulatinamente. Sin embargo, si toma pastillas para dormir casi cada noche entonces estos consejos le serán útiles:

- Consulte con su médico sobre la mejor manera de ir disminuyendo la dosis. Dado que las dosis de la medicación para el sueño varían de modo significativo de una medicina a otra, es buena idea que su propio médico sea quien decida a qué niveles irla disminuyendo y le establezca un plan. Con algunas medicaciones la dosis se reduce inicialmente a la mitad y con otras a un cuarto de dosis. Cada semana se continúa reduciendo la dosis en la misma proporción.

- Decida el horario en el que empezará a ir reduciendo la medicación. Debería ser un momento en el que no se encuentre especialmente estresado, como el fin de semana o una semana en la que no tenga mucho trabajo. Nunca encontrará el momento perfecto para dejarlas porque la vida siempre conlleva una cierta cantidad de estrés; escoja un momento en el que crea que no le van a caer demasiadas obligaciones de repente o momentos difíciles o estresantes.

- Vaya consiguiendo el apoyo de familia y amigos. Cuénteles cómo y por qué quiere dejar de tomar la medicación para el sueño para siempre. Quizás tenga que explicarles el impacto negativo que estos medicamentos están causando en Ud. y en su vida.

- Esté preparado para el insomnio de rebote. Recuerde que es una reacción normal que puede tener su cuerpo a medida que vaya dejando las pastillas para dormir. En vez de sentirse inquieto o frustrado tras un par de noches sin dormir esté tranquilo al saber que este es el primer obstáculo que debe pasar para aprender a dormir por sí mismo.

- Practique ejercicios de relajación para prepararse para el proceso de ir dejando la medicación (vea el capítulo 5). El ir practicando por adelantado le asegura que ya estará listo para usar estas técnicas cuando deje de tomar la medicación para el sueño.

- Una vez haya ido reduciendo la medicación hasta no necesitarla más eche las píldoras que le queden. Esto es especialmente importante si las tomaba cada noche. No quiere volver a empezar ese hábito entonces ¿por qué tentarse dejándolas cerca?

- ¡Siga con el plan! Dejar de tomar pastillas para dormir es un gran logro además de una prueba de su fuerza de voluntad y determinación. Solo después de dejar esas sustancias puede empezar a dormir por sí mismo.

Una pregunta que puede tener es en qué momento de este programa para el sueño podrá dejar de tomar medicación para el sueño. Depende de Ud. y de cuánto crea en su propia capacidad de dormir sin medicación. Lo idóneo sería dejar de tomar la medicación antes de empezar este programa pues le ayudará saber que puede completarlo y combatir el insomnio sin necesidad de medicación. Se trata de un reto físico y emocional o sea que también puede decidir dejar de tomarlas una vez empezado el programa, pero cuanto antes lo haga mejor. Recuerde que el objetivo de este programa es lograr dormir bien de modo natural, sin la ayuda de medicación. Saber que está en control de su sueño y que puede lograr un sueño reparador sin necesidad de medicación apoyará el objetivo y le ayudará a mantener resultados a largo plazo.

RESUMIENDO

Vivimos en una cultura adicta a los fármacos. Tomamos medicamentos con receta médica o sin ella para cualquier mínimo síntoma que experimentamos, incluyendo nuestros cambios de estado de humor y, por supuesto, para el insomnio. También es común tomar medicina natural especialmente para problemas de sueño. Aunque estas opciones sean tentadoras no tratan la raíz del problema o sea que si decide dejar de tomar sedantes hipnóticos para ayudarle a dormir probablemente se encuentre de nuevo donde empezó. Dado que las pastillas para dormir afectan la arquitectura del sueño más bien empeoran el problema. Además de perjudicar su funcionamiento diario el uso habitual de sedantes hipnóticos a menudo crea dependencia. Aunque los sedantes hipnóticos pueden ser útiles a corto plazo, cuando experimenta mucho estrés, no son una solución a largo plazo. Afortunadamente puede aprender a dormir mejor sin la necesidad de fármacos y este libro le enseñará cómo hacerlo. Es un verdadero reto pero que bien vale la pena.

Al ir leyendo verá que los capítulos 4 a 10 requieren participación de su parte. Esto significa que deberá enfocarse en sus comportamientos y probablemente cambiar algunos de ellos como, por ejemplo, aprender nuevas maneras de manejar el estrés. Este y otros factores que causan insomnio requieren cambios de comportamiento significativos. Además, este acercamiento le hará examinar sus patrones de pensamiento y cambiarlos en caso de que estén interfiriendo con su sueño.

CAPÍTULO 4

Hábitos antes de dormir

Katie es una mujer de cuarenta y cinco años que sufre tanto de insomnio de inicio del sueño como de insomnio de mantenimiento del sueño con lo cual tiene problemas tanto para dormirse como para mantenerse dormida. Al describir su problema indica que le resulta frustrante pues no cree estar particularmente preocupada ni inquieta por nada. De hecho, dice que lo único que le preocupa es no poder dormirse. Sus problemas con el sueño empezaron el año pasado mientras estaba cuidando de su padre anciano a quien habían diagnosticado de cáncer. Fue una época muy difícil para ella y su horario de sueño se volvió muy irregular. En ocasiones tenía que despertarse para asistir a su padre en el medio de la noche y dice que desde entonces su sueño es más ligero. Aunque su padre falleció hace seis meses los problemas de Katie con el sueño continúan. Cuando se acuesta por la noche está completamente despierta y le cuesta mucho desconectar. Dice que no está particularmente preocupada pero que empieza a pensar en las cosas que tiene que hacer al día siguiente y en otras cuestiones que no le resultan estresantes. Lo que sí hace es pasar mucho tiempo pensando en cuánto tardará en dormirse esa noche. De hecho, está tan preocupada por su sueño que también se pasa el día pensando en esto.

Katie intenta mantener un estilo de vida saludable. Toma una taza de café por la mañana y en algunas ocasiones otra durante el almuerzo. Hace ejercicio varios días a la semana, alrededor de las siete de la tarde y cena alrededor de las ocho. Le gusta el chocolate y suele comer varias piezas cada noche después de cenar. Cuando su padre se enfermó empezó a fumar, algo que no había hecho desde los años en que estaba en la universidad. Sin embargo, ha logrado reducirlo a un par de cigarrillos por día y confía en que pronto podrá dejarlo del todo. Suele tomar una copa de vino con la cena durante la semana pero si sale con amigos durante el fin de semana consume de tres a cuatro bebidas.

Katie normalmente se acuesta a las diez de la noche aunque no tenga sueño y lo explica así: "Como ya sé que me va a llevar mucho tiempo dormirme prefiero darme más tiempo en cama cada noche." A veces mira la televisión o lee en cama pero ninguna de las dos actividades le ayuda a dormirse más fácilmente. Por la noche va mirando el despertador al ir dando vueltas en la cama y se siente más frustrada con cada minuto que pasa. A veces tarda más de dos horas en dormirse. En una buena noche, se queda inquieta en cama unos cuarenta y cinco minutos antes de lograr dormirse pero dice que sólo pasa una buena noche una o dos veces al mes. Intentó tomar pastillas para dormir después del fallecimiento de su padre y la medicación inicialmente funcionaba muy bien: le permitía dormirse en unos veinte minutos y dormir siete horas por noche. Sin embargo, con el tiempo empezó a necesitar dosis más altas y empezó a tomarlas cada noche en vez de una o dos veces por semana, tal como estaba prescrito, y los efectos positivos de la medicación fueron disminuyendo. Ahora la medicación ya no le funciona y en vez de empezar con una nueva medicación Katie prefiere solucionar su problema con el sueño sin medicación.

Katie dice que normalmente se despierta de tres a cuatro veces por la noche y que le cuesta volverse a dormir. No está segura de qué es lo que la despierta. A veces tiene que ir al baño, pero no cree que sea esto lo que la despierta. Se siente completamente despierta cada vez que se despierta por la noche y, dependiendo de la hora, o bien se queda en cama intentando volver a dormirse, o bien se levanta y empieza el día. Si se encuentra acostada más de una hora sin poderse dormir a veces se levanta y se pone a trabajar en la computadora. Katie trabaja *desde casa y tiene su computadora y escritorio en el dormitorio. Dice que así le es fácil cambiar de actividad y ponerse a trabajar si se siente demasiado frustrada para dormir.*

Las noches son frustrantes para mucha gente. Katie es un típico ejemplo de una persona que sufre tanto de insomnio de inicio de sueño (problemas para conciliar el sueño) como insomnio de mantenimiento de sueño (problemas en permanecer dormido). De hecho, muchos de los hábitos de Katie contribuyen a su problema con el sueño. Aunque no se dé cuenta, es posible que, al igual que Katie, muchos de sus comportamientos le estén ayudando a empeorar el problema con el sueño. Afortunadamente, hay muchas maneras sencillas de mejorar la posibilidad de que pase una buena noche. Incluye una buena higiene del sueño, que es la base para dormir bien y también a menudo son las estrategias más fáciles y directas de implementar.

Aunque muchas personas son conscientes de la necesidad de mantener su salud física y mental con ejercicio, una buena dieta, chequeos médicos regulares, técnicas de reducción de estrés y demás, a menudo se olvidan de que dormir es un componente esencial tanto del bienestar físico como del mental. Sin embargo, la falta de sueño o un sueño insuficiente puede causar problemas de salud y afectarle la mente y el estado de ánimo. En este capítulo veremos cómo puede mejorar su sueño al mejorar su *higiene del sueño* que consiste simplemente en los comportamientos, condiciones y prácticas relacionadas con el dormir. Con una buena higiene del sueño estos comportamientos, condiciones y prácticas contribuyen a un sueño continuo, reparador y eficiente. Sin embargo, si bien la buena higiene del sueño es importante para todo el mundo, es especialmente importante para aquellas personas que tienen problemas para dormir. Una buena higiene del sueño le ayuda a dormir mejor cada noche lo cual, a su vez, mejora su salud y bienestar en general. El resto de este capítulo explica diferentes aspectos de la higiene del sueño y ofrece sugerencias sobre cómo puede mejorar esos comportamientos que contribuyen al sueño, es decir, a dormir mejor.

LIMITE EL TIEMPO QUE PASA EN CAMA

Katie podría mejorar muchos aspectos de su higiene del sueño. Por ejemplo, a medida que se acerca la hora de irse a dormir, es importante dedicarse a actividades relajantes, que contribuyan al sueño y no acostarse hasta que realmente tenga sueño. Katie suele acostarse antes de tener sueño porque quiere darse más tiempo para dormirse y aunque muchas personas con insomnio hagan lo mismo, de hecho contribuye a empeorar el insomnio. Si pasa tiempo en cama cuando no está listo para acostarse, completamente despierto, condiciona su cuerpo a sentirse totalmente despierto cada vez que se mete en la cama. Mucha gente cae en esta trampa.

Así mismo, las personas a las que les cuesta dormir empiezan a preocuparse cada noche del número total de horas que van a dormir. Por esta razón, se acuestan antes de lo que sería su hora habitual en la espera de que, de algún modo, así lograrán dormir más. Sin embargo, esto suele ir en su contra, lo cual conlleva más frustración y problemas en conciliar el sueño. Esto puede convertirse en un ciclo vicioso o sea que es importante que se acueste solo cuando tenga mucho sueño.

Igualmente, si se despierta por la noche y no puede volverse a dormir, debe levantarse de la cama y hacer algo relajante o aburrido en otra habitación hasta que tenga sueño. Es importante que no se quede despierto en cama mucho tiempo y que tampoco se ocupe en actividades estimulantes mientras esté en la cama pues le llevará a asociar la cama con la vigilia en vez del sueño.

NO LEA NI MIRE LA TELEVISIÓN EN LA CAMA

Katie mira la televisión o lee en cama cada noche antes de dormirse sin embargo, estas actividades le empeoran el insomnio. Probablemente se esté preguntando cómo es posible cuando tanta gente mira la televisión o lee en cama de modo habitual. Probablemente recuerde una época en que lo hacía y aún así dormía bien. Mirar la televisión o leer en cama no son problema si duerme bien y no le cuesta conciliar el sueño pero si tiene problemas para dormir estas actividades probablemente le estén empeorando la situación. Esto es también cierto respecto a otras actividades como comer, escribir, hablar por teléfono, o usar el laptop en cama. Al igual que al acostarse demasiado temprano, al ocuparse en actividades estimulantes cuando está en la cama acostumbra al cuerpo a creer que está bien sentirse totalmente despierto en cama. Es preferible leer o mirar la televisión en la sala de estar o en cualquier otro espacio de la casa que no sea el dormitorio.

Su cama debe estar reservada únicamente para dormir y para tener relaciones sexuales. Para algunas personas, las relaciones sexuales son una actividad estimulante que hace más difícil el dormir mientras que para otras es muy relajante y de hecho les ayuda a dormirse. Si pertenece al primer grupo y se siente completamente despierto después de tener relaciones sexuales, probablemente sea mejor que escoja otro momento del día o, al menos, más temprano en la tarde; de ese modo es menos probable que interfiera con su sueño. También, si no tiene inconveniente en tener relaciones en otro cuarto que no sea el dormitorio, puede ser buena idea intentarlo. Esta es una decisión muy individual y sólo Ud. puede saber lo que le parece correcto y con qué se siente cómodo.

¿QUÉ DEBE DE HACER ANTES DE ACOSTARSE?

En este caso ¿qué debe hacer por la tarde, antes de empezar a tener sueño? Intente ocuparse en actividades relajantes por lo menos una hora antes de acostarse lo cual significa nada demasiado estimulante como trabajar, contestar e-mails, hacer llamadas telefónicas, o algo que le resulte estresante. Puede considerar, por ejemplo, hacer meditación, ejercicios de relajación, estiramientos o yoga, respiración profunda, conversar con un miembro de la familia o un amigo o tomar un baño de agua caliente. También puede leer, escuchar música o mirar la televisión, pero fuera del dormitorio y siempre que no sean muy estimulantes. Si decide leer o mirar la televisión antes de irse a la cama y continúa teniendo problemas de sueño experimente con otro tipo de actividades.

Es importante establecer una rutina nocturna que sea apacible, sin las presiones ni el estrés que acostumbran a acompañarle durante el día. Si le resulta difícil desconectar y estar relajado y tranquilo al final del día, le resultará de utilidad empezar a practicar los ejercicios de relajación del capítulo 5. Le ayudarán a relajar los músculos, a respirar más profundamente y a sentirse tranquilo. Como muchas otras cosas en la vida, "la práctica hace al maestro," o sea que cuanto más practique el relajar la mente y el cuerpo mejor lo hará. Las técnicas de relajación son particularmente útiles cuando le cuesta dormirse por estar nervioso o no poder desconectar. Le pueden ayudar a relajarse y lograr la tranquilidad necesaria para dormirse tanto por la tarde, antes de acostarse, como si se despierta en medio de la noche y no puede volverse a dormir.

¡NO MIRE EL RELOJ!

¿Se pasa la noche mirando a cada rato el despertador o el celular igual que hace Katie? Este comportamiento es común en la gente con insomnio si bien es problemático. Cada vez que mira el reloj mientras está intentando dormirse le envía una señal al cerebro y le recuerda que aún está despierto y que ahora todavía le quedan menos horas para dormir. Como resultado de ello es muy probable que se incremente su ansiedad respecto a dormirse. Se pone a pensar "¡Oh, no! las 2:30 de la madrugada y todavía estoy despierto" o "No sé cómo voy a poder funcionar mañana." Déle la vuelta al despertador o celular o cúbralo para no verlo. Por sencillo que pueda parecerle, le ayudará a reducir la ansiedad.

¿QUÉ PASA CON LA CAFEÍNA?

¿Qué otras cosas hace Katie que le perturban el sueño? Aunque la taza de café que toma por las mañanas probablemente no tenga ya efecto a la hora de irse a acostar, a veces se toma otra taza por la tarde y come chocolate cada noche después de cenar. Quizás ya sepa que la cafeína puede interferir con el intentar dormirse pero debe saber que también puede hacerle despertar durante la noche, incluso si no tiene problemas para dormirse. La cafeína puede tardar de tres a diez horas en metabolizarse en el sistema, dependiendo de la edad (Spielman and Anderson 1999). O sea que la cafeína puede ser lo que le hace despertarse por la noche. De hecho, muchas personas sienten el efecto de la cafeína hasta doce horas después de ingerirla por lo que, si le cuesta dormirse, es buena idea consumirla con moderación e incluso abstenerse de ella después de las doce del mediodía. Es importante que sea consciente de cuánta cafeína consume al día para así saber si puede ser uno de los factores que contribuyen a su problema con el sueño. El siguiente ejercicio le ayudará a descubrirlo.

El siguiente cuadro contiene una lista de la cantidad típica de cafeína que contienen algunas bebidas, comidas y medicaciones. Si consume cafeína, indique en el espacio correspondiente cuántas raciones suele consumir antes y después del mediodía y después calcule el número de miligramos (mg) de cafeína que suele consumir antes y después del mediodía. Las medicaciones para la migraña y para el dolor que contienen cafeína son Anacin, Cafergot, Ercaf, Migergot, Cafgesic Forte, Combiflex, Excedrin y Midol; para la alergia y el resfriado son, entre otras, Coryban-D y Dristan; y estimulantes que se pueden comprar sin receta y que también contienen cafeína son, por ejemplo, NoDoz y Vivarin. Lea las etiquetas de las medicaciones que toma para determinar si contienen cafeína y, en el caso de que la contengan, en qué cantidad. Sume esas cantidades a sus totales.

Productos con cafeína	mg. de cafeína por ración	raciones por día antes del mediodía	mg. de cafeína por día antes del mediodía	raciones por día después del mediodía	mg. de cafeína por día después del mediodía
Café americano, 5 oz (onzas) o 147.86 ml.	60-180				
Café instantáneo, 5 oz (147.86 ml.)	30-120				
Red Bull, 8.2 oz (242.5 ml.)	80				
Refrescos, 12 oz (354.88ml.)	35-55				
Té negro, 5 oz (147.86 ml.)	30-65				
Té verde o blanco, 8 oz (236.58 ml.)	15-20				

Productos con cafeína	mg. de cafeína por ración	raciones por día antes del mediodía	mg. de cafeína por día antes del mediodía	raciones por día después del mediodía	mg. de cafeína por día después del mediodía
Chocolate negro, 1 oz (28 gr.)	20				
Chocolate para repostería, 1 oz (28 gr.)	25-35				
Chocolate con leche, 1 oz (28 gr.)	6				
Té helado, 12 oz (354.88 ml.)	67-76				
Café Expreso, 2 oz (59 ml.)	45-125				
Cappuccino, 8 oz (236.58 ml.)	60				
Café con leche o Latte, 8 oz (236.58 ml.)	60				
Chocolate caliente, 8 oz (236.58 ml.)	14-30				
Leche de chocolate, 8 oz (236.58 ml.)	5				
Café americano descafeinado, 5 oz (147.86 ml.)	2-5				
Café descafeinado instantáneo, 5 oz (147.86 ml.)	1-5				
Pastillas para migrañas y para el dolor, 1 dosis	40-130				
Medicaciones para la alergia y el resfriado	25-30				
Estimulantes sin receta	100-200				
TOTAL					

Fuentes: Basado en datos de Curtis y Schuler 2004; Carlson 1998; y Ray y Ksir 1993.

Sume la cantidad de cafeína que suele consumir cada día antes y después del mediodía. Para quien sufre de problemas con el sueño es buena idea evitar la cafeína después del mediodía y limitar la cantidad que consume por la mañana entre 100 y 200 mg. La sensibilidad a la cafeína difiere de persona a persona pero investigaciones realizadas indican que consumir 200 mg de cafeína por la mañana puede afectar la arquitectura del sueño (Landolt et al. 1995).

OTROS ESTIMULANTES QUE AFECTAN EL SUEÑO

¿Qué otros estimulantes pueden estar afectándole el sueño? Aunque mucha gente asocia el fumar cigarrillos con relajarse y con la tranquilidad, la nicotina es estimulante. El hecho de que Katie fume puede estar interfiriendo con su sueño. Si fuma y no ha logrado dejarlo al menos intente reducir el número de cigarrillos que fuma por las tardes y no fumar como una hora antes de acostarse. Si le resulta muy difícil pasar tanto tiempo sin fumar, por lo menos intente disminuir su consumo de nicotina: haga solo un par de caladas y tire el resto del cigarrillo. Algunas personas que sufren de insomnio fuman en el medio de la noche cuando no pueden dormir, lo cual definitivamente hace que duerman peor.

Otros estimulantes que pueden estar afectándole el sueño son productos naturales como el gingseng y la efedra y sustancias no permitidas como la cocaína. El éxtasis (MDMA) también puede tener un efecto estimulante pues es una anfetamina y además puede contener cocaína u otras drogas en su composición. La investigación ha demostrado que los colorantes alimenticios pueden incrementar la hiperactividad en los niños por lo que es aconsejable que también controle la ingestión de comida con colorantes. Tal como aparece presentado en el capítulo 2, ciertas medicaciones también pueden causar problemas con el sueño tales como los antidepresivos; la medicación para la presión arterial, el colesterol y contra la arritmia; corticosteroides, dilatadores bronquiales, medicación para el Parkinson o la epilepsia, descongestivos, estimulantes, y mediaciones para el asma y la tiroides (para una lista de las medicaciones comúnmente prescritas para estas condiciones vea el capítulo 2). Es importante que le pregunte a su médico o farmacéutico si alguno de los medicamentos que toma puede estar interfiriendo con su sueño y que lea la información referente a los efectos secundarios de todas las medicinas que toma para determinar si alguna de ellas puede estar causando el problema o empeorándolo. En ocasiones puede ser una combinación de medicaciones la que cause el insomnio. Si cree que éste puede ser su caso, asegúrese de comentarlo con su médico o farmacéutico para encontrar una solución.

LA HORA A LA QUE HACE EJERCICIO LE AFECTA EL SUEÑO

El ejercicio es importante para la salud en general y para dormir bien o sea que debería intentar incluirlo en su horario con regularidad. De todos modos, la hora a la que hace ejercicio puede afectarle el sueño debido a sus efectos en el ritmo circadiano y en la temperatura corporal. A modo de recordatorio, el ritmo circadiano es el ciclo de aproximadamente veinticuatro horas de duración, y de varios procesos bioquímicos, fisiológicos y conductuales. Los ritmos circadianos se originan en el cuerpo pero pueden recibir la influencia de factores ambientales. La temperatura corporal varía a lo largo de un periodo de veinticuatro horas, con dos puntos máximos y dos mínimos por ciclo. Tiene más probabilidad de dormirse cuando disminuye su temperatura corporal o en la línea descendiente. Esto ocurre normalmente al principio de la tarde o a media tarde y de nuevo por la noche. Sin embargo, si hace ejercicio más tarde su temperatura corporal tardará más en disminuir.

El mejor momento para hacer ejercicio es de cuatro a cinco horas antes de acostarse. Si no puede hacerlo entonces, está bien hacerlo por la mañana. Sin embargo, hacer ejercicio poco antes de acostarse puede interferir con su sueño. Si hace ejercicio al salir de trabajar trate de hacerlo lo antes posible en vez de esperar hasta más tarde.

CÓMO ESTAR EXPUESTO A LA LUZ AFECTA EL SUEÑO

La luz es uno de los principales factores externos que ejercen influencia en los ritmos circadianos y la cantidad de tiempo que está expuesto a la luz cada día sin duda le afecta el sueño. Esto incluye tanto el sol como la luz artificial. Cuando está oscuro, nuestro cerebro produce melatonina, una hormona que promueve el sueño, de manera natural. Si está expuesto a una luz brillante a últimas horas de la tarde o ha estado expuesto a la luz solar un número significativo de horas en las primeras horas de la tarde puede hacer decrecer o retrasar la producción de melatonina. Aunque puede resultar tentador, la solución *no es* simplemente tomar suplementos de melatonina, fácilmente accesible sin receta. Recuerde que los suplementos de melatonina no están regulados por el FDA ni tampoco se ha probado que sean eficaces para combatir el insomnio por lo tanto, en vez de tomar suplementos es mejor que altere su medio ambiente de modo que su cerebro produzca melatonina de forma natural en respuesta a la oscuridad. Veamos cómo ocurre esto en trastornos del sueño referentes al ritmo circadiano, el síndrome de la fase retrasada de sueño y el síndrome de la fase avanzada de sueño.

Síndrome de la fase retrasada de sueño

Si no puede dormirse hasta muy tarde por la noche pero duerme toda la noche y le cuesta levantarse por la mañana puede ser que tenga el síndrome de la fase retrasada de sueño. Parte del tratamiento para este síndrome, que suele presentarse como insomnio del inicio del sueño, es limitar el tiempo que está expuesto a la luz a primera hora de la tarde y a media tarde, incluso si esto significa que necesite llevar gafas de sol cuando está dentro de casa. También ayuda el incrementar su exposición a la luz por la mañana lo cual le ayuda a ajustar su reloj biológico o ritmo circadiano de manera natural.

Además de cuidar su exposición a la luz a lo largo del día también debería ponerse el despertador a la misma hora cada día, incluyendo los fines de semana, y asegurarse de despertarse y levantarse de la cama cuando suene. Intente acostarse quince minutos antes de la hora a la que solía acostarse. Una vez haya logrado dormirse a esa hora cada día durante una semana entonces puede adelantar su hora de acostarse quince minutos más. Esto le permite ir cambiando su reloj biológico de modo gradual. Existe un método más rápido que consiste en mantenerse despierto toda una noche y al día siguiente no dormirse hasta la hora ideal de acostarse. Estará tan falto de sueño que no le costará mucho dormirse. Si ha decidido utilizar este método rápido es importante que mantenga el nuevo horario, despertándose a la misma hora cada mañana; pero también es muy importante que no conduzca ni utilice maquinaria después de haberse mantenido despierto toda la noche ya que la falta de sueño puede limitar sus capacidades y volver peligroso este tipo de actividad.

Síndrome de la fase avanzada de sueño

Si resulta que tiene sueño y se duerme hacia las siete u ocho de la tarde, antes de su hora ideal de acostarse, y se despierta a las tres o cuatro de la madrugada y no puede volverse a dormir puede ser que tenga el síndrome de la fase avanzada de sueño. Cuando calcula el número de horas que duerme son probablemente siete u ocho o sea que el problema no es la falta de sueño sino su horario: se despierta demasiado temprano, cuando todo el mundo está durmiendo. Si cree tener el síndrome de la fase avanzada de sueño su solución es la contraria a la del síndrome de la fase retrasada de sueño. Necesita estar más expuesto a la luz y más activo por la tarde. Pruebe de salir a cenar, invitar a amigos a cenar a casa o practicar actividades divertidas o estimulantes como jugar a juegos de mesa. Dar un paseo después de cenar sería una mejor opción que otras actividades más sedentarias como sentarse a leer o mirar la televisión por la tarde pues podría dormirse.

Como puede ser difícil mantenerse despierto cuando se está muy cansado, intente cambiar la hora de acostarse de modo gradual. Por ejemplo, durante la primera semana, acuéstese de veinte a treinta minutos más tarde que su hora acostumbrada. Continúe con este horario hasta que haya establecido un horario regular para acostarse que sea óptimo para usted. A medida que vaya cambiando gradualmente su ritmo circadiano empezará a dormirse más tarde. Esto es cierto sobre todo si antes no solía despertarse con frecuencia sino que simplemente se acostaba y levantaba demasiado temprano. Es importante que mantenga su nuevo horario de sueño. Puede serle de ayuda el llevar gafas de sol y limitar su exposición a la luz por la mañana; se trata del acercamiento opuesto al utilizado para el síndrome de la fase retrasada de sueño.

CÓMO AFECTA EL ALCOHOL EN EL SUEÑO

Muchas personas preguntan si tomar un vaso de vino o una cerveza les ayudará a dormirse. De acuerdo con un estudio que observaba el impacto económico del insomnio, los norteamericanos gastan más de 780 millones de dólares al año en alcohol en su intento de combatir el insomnio (Walsh and Engelhardt 1999). En otro estudio, un 13% de personas entre dieciocho y cuarenta y cinco años de la población general afirmaba haber hecho uso del alcohol durante el año para ayudarles a dormir (Gillin and Drummond 2000). De todos modos, aunque se trate de una práctica generalizada el beber alcohol definitivamente no es una solución a su problema de sueño.

El alcohol afecta el sueño de diferentes maneras. Aunque le parezca que se duerme más fácilmente después de tomar un par de tragos por la tarde el alcohol tiende a interferir con el sueño. Tiende a incrementar el sueño NO-REM y a reducir el sueño REM en las primeras horas justo después de dormirse. Puede que duerma profundamente las primeras horas pero como el alcohol se metaboliza bastante rápido probablemente se despierte más a menudo durante los últimos dos tercios de su periodo de sueño, a medida que el alcohol vaya saliendo de su sistema. Además de despertarse más a menudo puede que pase más tiempo en sueño REM, tenga pesadillas, experimente un incremento del ritmo cardíaco, sudores, e incluso dolor de cabeza, problemas estomacales y una mayor necesidad de orinar (Gillin and Drummond 2000).

Este pudiera ser o no su caso pero la próxima vez que se tome un par de tragos antes de irse a dormir, observe si esa noche descansa tanto como esperaba. Lo más probable es que se despierte varias veces por la noche o que tenga una sensación general de inquietud. El dormir es menos restaurador después de beber y puede dejarle más cansado al día siguiente. Aunque muchas personas con insomnio intentan auto medicarse con alcohol, no es una solución para noches sin dormir. Otras sustancias como la marihuana, la heroína, los barbitúricos y, por supuesto, la cocaína y otros estimulantes también pueden tener un efecto negativo en su sueño.

DECIDA UN HORARIO Y MANTÉNGALO

Otro componente importante para mejorar el sueño es decidirse por una hora de acostarse y otra de levantarse y mantenerlas. Aunque la hora de acostarse puede fluctuar un poco, especialmente en los fines de semana, es importante que intente mantener su horario lo más regular posible. Intente acostarse a su hora habitual o, como máximo posible dentro de una hora de la hora ideal, ya sea antes o después. Por ejemplo, si solía irse a las 10 de la noche, evite hacerlo antes de las nueve o más tarde de las 11. Las grandes desviaciones verdaderamente pueden desmontarle el horario. Si resulta que se va a dormir mucho más tarde de lo habitual una noche, aun así debería intentar levantarse a la hora de siempre a la mañana siguiente. Si no, le será difícil acostarse.

Si tiene problemas con el insomnio no es buena idea hacer siestas durante el día. Solo necesita un cierto número de horas de sueño en un período de veinticuatro horas y las siestas son parte del número total de horas. Si toma una siesta de una o dos horas durante el día le costará más dormirse esa noche pues su cuerpo habrá descansado unas horas de más.

OLVÍDESE DEL NÚMERO MÁGICO

La mayoría de las personas creen que necesitan un cierto número de horas de sueño por noche. Todos hemos oído de la importancia de dormir por lo menos siete u ocho horas para mantener la buena salud y el bienestar. Sin embargo, estos números son solo la media de la población. Como aparece en el capítulo 1, algunas personas duermen pocas horas mientras que otras duermen muchas horas. Muchas personas duermen menos de siete horas por noche de modo habitual y aún así funcionan y sienten perfectamente bien durante el día. He oído a algunas personas decir que con tal de dormir cuatro horas seguidas se sienten perfectamente durante el día. Por el contrario, hay otras que no se sienten renovadas a no ser que duerman nueve o diez horas cada noche. Varía totalmente de persona a persona y no es algo de lo que deba preocuparse. Piense en antes de que su sueño fuera un problema. Si normalmente dormía seis horas por noche y se sentía bien no hay necesidad de que intente conseguir dormir un número de horas que no sea realista para usted. Lo mejor que puede hacer es dejar de preocuparse por el número de horas que necesita dormir y fijarse en cómo se siente después de una mala noche frente a una buena noche. A continuación, compare el número de horas que duerme cada noche para tener mejor idea de cuántas horas verdaderamente necesita su cuerpo.

Evalúe cuántas horas de sueño son las adecuadas para usted

Durante una semana anote cuántas horas duerme cada noche y cómo se siente al día siguiente; esto le dará una idea de cuánto sueño requiere personalmente. Cuando evalúe cómo se siente a la mañana siguiente y durante el día considere si se siente renovado o cansado y cómo se siente en general (excelente, bien, regular o mal).

Fecha	Horas de sueño la noche anterior	¿Cómo se siente por la mañana?	¿Cómo se siente durante el resto del día?

Espero que esta tabla le ayude a identificar la cantidad de horas de sueño que es la adecuada para usted. Si todavía no está seguro, continúe con las anotaciones hasta que tenga mejor idea de cuántas horas necesita cada noche. (El capítulo 7 le ayudará a determinar cuántas horas de sueño necesita). Al ir avanzando con la lectura del libro verá que éste es el número de horas que debe tener como objetivo y no el número arbitrario que es solo un promedio.

MEJORE LAS CONDICIONES AMBIENTALES DEL SUEÑO

Las condiciones ambientales del sueño son muy importantes. Asegúrese de que su dormitorio esté oscuro y que haya silencio. Si le cuesta dormir, lo último que necesita son estímulos de tipo ambiental, tales como el ruido de fuera o luces a través de las cortinas que también interfieren. La temperatura del dormitorio también puede afectarle el sueño. Se dormirá mejor y es más posible que permanezca dormido si el dormitorio está a una temperatura agradable. La investigación muestra que el ambiente ideal para dormir es ni demasiado caluroso ni demasiado frío (Glotzbach and Heller 2000; Roehrs, Zorick, and Roth 2000). Además, es importante que duerma en un colchón que le sea cómodo. Las preferencias particulares respecto a colchones o lo bien que se duerme en diferentes superficies varía enormemente o sea que no se trata de escoger un modelo o estilo determinado sino de encontrar un colchón que le sea cómodo a Ud. Piense en cambiar su colchón actual si es viejo y ya no le proporciona el soporte adecuado.

Además de estos factores ambientales obvios hay otros aspectos que también juegan un rol en cómo duerme. Por ejemplo, Katie tiene la computadora y el escritorio en su dormitorio y dice que así puede fácilmente pasar de intentar dormirse a ponerse a trabajar. A muchas personas que trabajan desde casa les resulta difícil separar el trabajo del resto de su vida. Si trabaja desde casa es importante que su oficina no esté en su dormitorio. De lo contrario, es demasiado fácil trabajar o pensar en trabajar de noche en vez de ocuparse en actividades que promuevan el sueño. Además, las personas que trabajan desde casa suelen pasar muchas más horas ocupadas en actividades relacionadas con el trabajo que si fueran cada día a trabajar a otro lugar. Es importante que se dé el tiempo y el espacio necesario para irse relajando en vez de pasar bruscamente de trabajar a dormir. Es importante tener un cuarto diferente para la oficina y sería ideal que cerrara la puerta de la oficina de casa cada noche para marcar el final del día de trabajo. Revisar el e-mail y escuchar los mensajes de voz puede esperar al día siguiente o sea que no se ocupe de este tipo de actividades o trabajo antes de ir a acostarse o en medio de la noche.

Si la persona con la que comparte el lecho se acuesta más tarde, intente que el ruido de la casa sea mínimo. Por ejemplo, si su pareja mira la televisión por la noche pídale que utilice auriculares o que la mire en un cuarto que esté lo suficientemente lejos de su dormitorio como para que el ruido no le moleste. Sería preferible que su pareja no estuviera mirando la televisión en el dormitorio ya que puede distraerle y hacerle más difícil dormirse. Además, si las personas de su casa juegan a videojuegos, escuchan música o hacen otras actividades que pueden

molestarle por la noche, intente encontrar otra hora en la que puedan hacerlo o, como mínimo,

que lo hagan en un lugar de la casa donde no le molestarán. Si su pareja ronca, pruebe de llevar

tapones en los oídos, lo cual también puede ayudarle con otros ruidos ambientales. Colocar una

máquina del llamado "ruido blanco" (un sonido suave y continuo) reduce la posibilidad de que le

despierte el sonido del ambiente de su casa. Si su pareja se va a la cama más tarde que Ud., es

importante que el cuarto permanezca a oscuras y que su pareja no haga mucho ruido mientras se

prepara para ir a acostarse.

Cuestionario sobre la higiene del sueño

Ahora que ya entiende qué es la higiene del sueño puede evaluar su propio comportamiento y los factores ambientales y hábitos relacionados con el sueño para decidir si el incorporar algunos cambios le ayudaría a dormir mejor.

sí	no	
___	___	1. ¿Se queda en cama por horas incluso si no duerme?
___	___	2. ¿Acostumbra a leer en la cama?
___	___	3. ¿Mira la televisión desde la cama?
___	___	4. ¿Realiza otras actividades en la cama tales como comer o hablar por teléfono?
___	___	5. ¿Se ocupa en actividades estimulantes antes de la hora de acostarse?
___	___	6. ¿Mira el despertador por la noche?
___	___	7. ¿Consume mucha cafeína o solo un poco entre 1 y 12 horas antes de la hora de acostarse?
___	___	8. ¿Fuma durante el día o por la noche?
___	___	9. ¿Hace ejercicio poco tiempo antes de acostarse (entre 1 y 4 horas antes)?
___	___	10. ¿Mantiene luces de gran potencia encendidas hasta que es hora de acostarse?
___	___	11. ¿Bebe alcohol para ayudarle a dormir?
___	___	12. ¿Su hora de acostarse o de levantarse a menudo varía más de una hora?
___	___	13. ¿Pasa más tiempo en cama los fines de semana?
___	___	14. ¿Le incomoda de algún modo el medio ambiente en el que duerme?

Si respondió afirmativamente a alguna de estas preguntas debe mejorar ciertos aspectos de su higiene de sueño. Veamos cada pregunta con detenimiento.

Si respondió afirmativamente a la pregunta 1 se está condicionando a asociar la cama con el estar despierto lo cual le hará muy difícil dormir bien. Si respondió negativamente está en el proceso de dejar de asociar la cama como un lugar donde no duerme bien.

Si respondió afirmativamente a las preguntas 2, 3, o 4, se ocupa en actividades estimulantes mientras está en cama. Por favor, recuerde que la cama es solo para dormir o para la actividad sexual. Para mirar televisión, leer, hablar por teléfono u otras actividades estimulantes debe escoger otro cuarto. Si respondió negativamente está en el proceso de eliminar las actividades estimulantes de la cama.

Si respondió afirmativamente a la pregunta 5 debe intentar relajarse antes de la hora de acostarse lo cual es muy importante para crear las condiciones para un sueño reparador. Si respondió negativamente entonces hizo bien en darse cuenta de la importancia de la relajación como parte de su rutina a la hora de acostarse.

Si respondió afirmativamente a la pregunta 6 recuerde esto: Cada vez que mira el despertador se está recordando que sigue despierto, lo cual es probable que haga aumentar su ansiedad y frustración y no descanse. Si respondió negativamente probablemente ya se haya dado cuenta de que mirar el despertador le hace aumentar la ansiedad por no dormir.

Si respondió afirmativamente a la pregunta 7, o bien está consumiendo demasiada cafeína o bien la consume demasiado cerca de la hora de acostarse. Algunas personas pueden sentir los efectos de la cafeína hasta doce horas por lo que es mejor que intente evitar la cafeína por lo menos durante doce horas antes de acostarse. Si respondió negativamente continúe controlando su consumo de cafeína y ¡siga adelante!

Si respondió afirmativamente a la pregunta 8, está contribuyendo a reducir la posibilidad de dormir bien. La nicotina es estimulante y puede mantenerlo despierto. Como mínimo, intente reducir lo que fuma durante el día y especialmente por la noche y si es posible no fume la hora antes de acostarse. Si respondió negativamente ¡bien hecho!

Si respondió afirmativamente a la pregunta 9, está haciendo ejercicio demasiado tarde. El momento óptimo para hacer ejercicio es de cuatro a cinco horas antes de acostarse. Si de este modo no funciona en su horario, hacer ejercicio mucho antes, durante el día, es preferible que hacerlo demasiado cerca de la hora de acostarse. Si respondió negativamente no está contribuyendo negativamente a su sueño por hacer ejercicio demasiado tarde en el día.

Si respondió afirmativamente a la pregunta 10, está alterando su ritmo circadiano al estimular su mente con luz, lo que hace más difícil que su cuerpo se dé cuenta de que afuera está oscuro y es hora de dormir. Si respondió negativamente entonces continúe reduciendo la intensidad de las luces por la noche para ayudar a su cuerpo a prepararse para dormir.

Si respondió afirmativamente a la pregunta 11, está cometiendo el error de usar alcohol como medio de ayudarle a dormir. Debe recordar que aunque el alcohol le haga sentir somnoliento inicialmente, más entrada la noche le interrumpe el sueño y puede hacer que se despierte más a menudo. Si respondió negativamente probablemente ya sepa que el alcohol no es la solución a noches de insomnio.

Si respondió afirmativamente a las preguntas 12 o 13, su horario inconsistente puede ser lo que esté contribuyendo a su problema de sueño. Intente acostarse y despertarse a la misma hora cada día, incluyendo los fines de semana. Si respondió negativamente probablemente ya es consciente de la importancia de un horario consistente de acostarse y levantarse.

Si respondió afirmativamente a la pregunta 14 piense en qué cambios puede implementar en su dormitorio para mejorar su medio ambiente al dormir. Si ve las luces de la calle entrando en su dormitorio a través de las cortinas, intente colocar cortinas más oscuras o persianas. Si el problema es el ruido puede experimentar con tapones para los oídos o con una máquina de sonido blanco. La temperatura de su dormitorio también debiera ser la adecuada para dormir bien. Si respondió negativamente entonces su medio ambiente al dormir es oscuro, silencioso y cómodo. Ya debe saber lo importante que es tener un medio ambiente que contribuya a dormir bien.

Tras aprender sobre la importancia de la higiene del sueño Katie hizo algunos cambios en su estilo de vida y en su rutina diaria antes de acostarse. Para empezar, dejó de tomar un café a la hora del almuerzo y chocolate después de cenar. Aunque al principio le resultó difícil, sustituyó el café de la tarde por un corto paseo y descubrió que su nivel de energía aumentaba por las tardes. Al saber que hacer ejercicio tarde no ayudaba, empezó a hacer ejercicio más temprano, lo cual le dio más tiempo para relajarse por las tardes después de haber estado trabajando todo el día. Katie empezó a reducir su consumo de alcohol. Aunque seguía tomando un par de tragos con amigos de vez en cuando, decidió hacerlo solo una vez al mes y si le interrumpía el sueño sabía por qué ocurría y no le creaba ansiedad. Lo que le ha resultado más difícil ha sido fumar menos. Ya que tiene una adicción fisiológica, le es difícil dejar de fumar. Sin embargo, ha empezado a fumar menos por las tardes y normalmente logra no fumar la hora antes de acostarse. Además, ha ido a su médico y también ha pedido a sus amigos que la apoyen e intentar dejar de fumar pronto.

Un gran cambio que hizo Katie fue cambiar su oficina a otro cuarto de la casa. Ahora se limita a trabajar en su oficina y no trabaja de noche. Si se despierta por la noche intenta hacer algo relajante en vez de saltar de la cama y ponerse a trabajar. Katie ha hecho otras cosas para mejorar su medio ambiente al dormir: cubrió el despertador y dice que notó como disminuía su ansiedad respecto a dormir desde el primer día que hizo esto; ha dejado de leer y ver la televisión en el dormitorio y ahora solo lo hace en la sala y, normalmente, solo se acuesta cuando tiene sueño así que no pasa mucho tiempo tendida en la cama y despierta. Todos estos cambios han contribuido a que Katie duerma mejor y ahora siente que está a punto de resolver su problema del sueño.

RESUMIENDO

Mantener una buena higiene de sueño no es solo uno de los aspectos para mejorar el sueño y combatir el insomnio sino que es de los más importantes. Puede empezar a dormir mejor solo con seguir las prácticas para dormir bien mencionadas en este capítulo. Aunque necesitará trabajar en otros cambios de comportamiento aparte de mejorar la higiene de sueño, no debe pasarla por alto. Cualquiera que experimente problemas de sueño se beneficiará algo con solo mejorar la higiene de sueño.

CAPÍTULO 5

Técnicas de relajación

Derrick siempre está estresado. Contable, con treinta y ocho años de edad, esposo y padre de dos niños pequeños, siente que el día no tiene suficientes horas. Trabaja hasta tarde y se siente culpable de no poder estar más en casa y, cuando está en casa, intenta ayudar a su esposa lo máximo que puede pero a menudo acaba sintiéndose abrumado y cada noche prende el televisor por unas horas. Le encanta pasar tiempo con sus hijos, contarles cuentos y jugar al escondite u otros juegos con ellos. Cuando Derrick era más joven era muy atlético. Ahora siente que nunca tiene tiempo de hacer ejercicio y tiene unas veinte libras de más. Su trabajo es estresante y aunque intenta no pensar en él al llegar a casa por las noches, a menudo se apunta recordatorios y revisa sus mensajes de voz para asegurarse de que no haya ningún problema que resolver en el trabajo. Antes de tener hijos, Derrick y su esposa salían a menudo a cenar o quedaban con amigos. Ahora suelen quedarse en casa casi todas las noches y si salen, salen con los niños, lo cual a él no le resulta relajante. Derrick se siente quemado y eso le está afectando la salud física y mental. No sólo ha aumentado de peso sino que tiene la presión más alta y está más irritable. Y cuando finalmente se acuesta por la noche siente que no puede apagar la mente. Muchas veces se queda tendido por horas, obsesionado con problemas del trabajo y otras preocupaciones que tiene en su vida. Derrick no sabe qué hacer.

Aprender a relajarse no es fácil para todo el mundo. Al igual que Derrick, la mayoría de nosotros vamos corriendo de un lugar a otro todo el día. Tal vez ud. trabaje, cuide de sus hijos, haga la cena, lave la ropa, mantenga la casa en orden y además puede que intente quedar con sus amigos y pasar tiempo con la familia. O tal vez sea estudiante y esté estudiando para exámenes, preparando presentaciones, a la vez que intenta descubrir qué quiere hacer para el resto de su vida. O tal vez esté retirado, viva con una cantidad de dinero fija, se preocupe por su salud, intente complacer a sus hijos y a sus nietos y sienta que no tiene la libertad que tenía cuando era más joven.

Simplemente, no hay suficientes horas al día para hacerlo todo o sea que, respecto a tomarse tiempo para relajarse, probablemente se sienta culpable hasta de sentarse y piense en todas las otras cosas que podría estar haciendo. Probablemente le sea difícil justificar el "tomar un descanso" cuando mira a su alrededor y ve lo ocupados que están los demás. Sin embargo, no encontrar tiempo para relajarse puede acabar afectándole, tanto física como mentalmente. No solo se le puede volver más difícil lidiar con el estrés diario sino que también le puede dificultar el ir desconectando al final del día y dormir bien por la noche.

El primer paso es aceptar que relajarse es algo positivo. Reconocer que necesita relajarse para sentirse óptimamente y ser productivo cada día es importante para lograr más equilibrio y más control de su vida. O sea, que si empieza a sentirse culpable cuando trata de relajarse ¡alerta! Recuerde que toda persona lo necesita y que sacar tiempo para relajarse cada día de hecho puede aportarle más energía, ayudarle a sentirse mejor durante el día y a dormir mejor de noche.

¿QUÉ SE ENTIENDE POR RELAJARSE?

Aunque parezca que relajarse es un concepto muy claro, de hecho hay mucha variedad respecto a lo que las personas consideran relajante. Incluso puede ocurrir que le resulte frustrante la idea de relajarse pues no tiene idea de por dónde empezar. Empecemos entonces con la definición de "relajarse." Relajarse significa estar menos tenso, menos entumecido, menos restringido; es también descansar, sentirse distendido, deshacerse de la tensión muscular. Cuando se relaja, su cuerpo, su mente o ambos debieran sentir la diferencia. Hay que preguntarse ¿qué tipo de actividades le gusta hacer para relajarse? Escriba a continuación sus cinco actividades preferidas para relajarse.

1. _____

2. _____

3. _____

4. _____

5. _____

Las actividades que anotó ¿le ayudan a relajarse tanto física como mentalmente? Algunas actividades nos ayudan solo física o solo mentalmente pero depende de la situación también está bien. Con suerte, habrá anotado algunas que le ayuden físicamente y otras que le ayuden mentalmente pues así podrá escoger la actividad relajante más apropiada para la situación del momento.

Lista de actividades relajantes

Ahora que ya pensó en algunas ideas, exploremos otras actividades relajantes que quizás no haya mencionado. Cualquiera de las actividades de la lista que sigue a continuación puede ayudarle a deshacerse de algo de estrés en su vida. Marque las que le llamen la atención:

_____ Darse un baño

_____ Leer un libro

_____ Ir en bicicleta

_____ Ir a dar un paseo

_____ Escuchar música

_____ Mirar la televisión

_____ Escribir en su diario

_____ Jugar un juego de mesa con su familia o amigos

_____ Ir a que le hagan la manicura o pedicura

_____ Ir a que le den un masaje

_____ Jugar a golf

_____ Nadar

_____ Coser o hacer punto

_____ Ocuparse del jardín

_____ Mirar una película

_____ Ir al teatro a ver una obra, un concierto u otro espectáculo

_____ Ir a cenar con amigos o familia

_____ Hacer yoga

_____ Meditar

_____ Hacer ejercicios de respiración profunda

_____ Jugar con su mascota

_____ Hacer joyas, cerámica, u otras artes manuales

_____ Ir a un parque, a la playa, o simplemente estar en contacto con la naturaleza

Como puede ver, esta lista podría continuar eternamente. Todas estas actividades no serán relajantes para todas las personas. Por ejemplo, jugar a golf puede ser frustrante o estresante para algunas personas y relajante para otras. En cualquier caso, hay muchas para escoger o sea que experimente hasta encontrar las que le funcionen mejor y entonces vaya incorporando esas actividades relajantes a su vida diaria. Es bueno tener varias maneras de relajarse que le funcionen porque cada día es diferente y algunos días puede necesitar hacer algo diferente para relajarse.

Cuando esté ocupado en estas actividades intente enfocarse en lo que está haciendo en ese momento y deje ir el estrés que lleva a cuestas. Si un día hace una actividad que le relaja mentalmente pero le obligue a hacer ejercicio físico, intente hacer una actividad diferente otro día que también le permita relajarse físicamente. Al principio le puede parecer imposible encontrar el tiempo para una actividad relajante cada día pero una vez empiece a incorporarlas en su vida diaria se preguntará cómo le fue posible sobrevivir antes sin hacerlo.

TÉCNICAS DE RELAJACIÓN

Si bien es muy importante integrar actividades agradables y relajantes en la vida diaria algunas personas también se benefician de ejercicios de relajación específicos. El resto del capítulo se centra en algunos ejercicios de relajación que le pueden resultar novedosos como la respiración diafragmática, ejercicios de respiración profunda, visualización guiada, relajación muscular progresiva y una técnica que combina todas estas prácticas. Estos ejercicios pueden ayudarle a relajarse al hacerle respirar más lentamente, crear imágenes mentales que le calmen o aliviar la tensión muscular. No todas las personas que padecen de insomnio tienen problemas para relajarse pero muchas lo tienen y todos podemos beneficiarnos de aprender a relajarnos. Intente practicarlas a ver si le ayudan a relajarse un poco más.

Para hacer cualquiera de estos ejercicios empiece por sentarse, erguido, en una silla cómoda. Ponga los pies en el suelo y deje descansar los brazos junto al cuerpo. El cerrar los ojos le ayudará a enfocarse en este ejercicio. Si no está cómodo en esta posición pruebe de reclinarse en la silla o en un sofá o estirarse. En cualquier caso, el propósito de estos ejercicios de relajación no es que se duerma sino que logre un mayor nivel de relajación de modo que cuando sea hora de acostarse se sienta calmado y en paz.

Ejercicios de respiración

Para realizar los dos ejercicios siguientes lea todas las instrucciones varias veces antes de intentar hacerlos para así recordar los pasos y poder hacerlo sin releer las instrucciones. Otra opción es grabar las instrucciones y escucharlas cada vez que haga el ejercicio hasta aprenderlas.

La respiración diafragmática

Este ejercicio se centra en la respiración. La respiración diafragmática es una forma de respiración que consiste en expandir el abdomen o diafragma--en vez de la caja torácica--al inhalar. De hecho, el diafragma es el principal músculo respiratorio del cuerpo aunque normalmente no respiramos así debido al modo en que la sociedad enfatiza un abdomen plano y tonificado. Además, muchas personas sufren tensión en la espalda, el pecho o el estómago debido a altos niveles de estrés. Esto puede hacer difícil que el diafragma funcione como es debido, dejando expandir el abdomen al respirar en vez de solo expandir el pecho.

Para ver cómo respira ponga una mano en el estómago, por encima del ombligo pero justo debajo de la caja torácica. Ponga la otra mano sobre el pecho. En la respiración diafragmática solo la mano que tiene sobre el abdomen debiera moverse para arriba y para abajo mientras respira mientras que la mano sobre el pecho debería mantenerse inmóvil.   La respiración diafragmática le ayuda a respirar de modo más eficiente con lo cual es menos esfuerzo para los músculos. También le ayuda a tener los músculos del cuello y lo hombros más relajados mientras respira (Poppen 1998). La respiración diafragmática puede tener un efecto calmante y es de especial ayuda para reducir sentimientos de ansiedad dado que no permite una respiración rápida y superficial.

Además de enfocarse en expandir el abdomen al respirar tome nota de cuántas respiraciones tiene por minuto. La mayoría de las personas respiran de ocho a veinte veces por minuto cuando están en reposo y la respiración media de un adulto sano es de unas doce respiraciones por minuto (Sherwood 2006). Al practicar la respiración diafragmática intente reducir su velocidad respiratoria a seis respiraciones por minuto; esto le permitirá relajarse más y más con cada respiración. Es importante exhalar despacio pues le ayudará a relajarse más.

Ahora que entiende la idea, he aquí unas instrucciones para practicar la respiración diafragmática. Para este ejercicio necesita tener un reloj a mano para medir su velocidad respiratoria. Siéntese en una silla cómoda en la pueda tener los pies planos en el suelo.. Si no se siente cómodo erguido puede reclinarse o incluso estirarse en las primeras ocasiones que practique la respiración diafragmática.

1. Ponga una mano sobre el abdomen y la otra sobre el pecho.

2. Respire por la nariz lenta y profundamente varias veces.

3. ¿Cuál de las dos manos es la que se mueve para arriba y para abajo? Debiera ser la que está en la posición inferior, sobre el abdomen. El pecho debería permanecer prácticamente inmóvil durante el ejercicio.

4. Continúe respirando lenta y profundamente hasta sentir que el abdomen se expande y contrae con cada respiración.

5. Mire el reloj y cuente sus respiraciones por minuto.

6. Intente disminuir el número de respiraciones que tiene a unas seis por minuto. Si inhala durante unos cinco segundos y luego exhala también durante unos cinco segundos su respiración media debiera ser de unas seis respiraciones por minuto. A modo de guía aproximada, cuente lentamente 1-2-3-4-5 cada vez que inhale y 1-2-3-4-5 cada vez que exhale; o, si lo prefiere, puede pronunciar las letras A-B-C-D cada vez que inhale y exhale.

7. Otro modo de reducir la respiración es hacer una breve pausa después de inhalar. O sea que inhala, cuenta 1-2-3-4-5 (o A-B-C-D), hace una pausa de uno o dos segundos, y entonces exhala durante unos cinco segundos.

8. Si al principio no es capaz de inhalar o exhalar durante cinco segundos completos, está bien. Empiece con lo que se vea capaz de hacer, inhalando durante tres o cuatro segundos. Con la práctica, su velocidad de respiración irá decreciendo y le será más fácil respirar lenta y profundamente a intervalos regulares.

9. Mantenga un ritmo de respiración constante. Una vez pueda mantener un ritmo respiratorio lento y constante, cierre los ojos y repita una palabra reconfortante como "calma" o "paz" tanto al inhalar como al exhalar.

Empiece practicando cinco minutos al día y vaya aumentando hasta quince minutos al día; Recuerde que la práctica hace al maestro. Para que este ejercicio de respiración le ayude a reducir su ritmo respiratorio así como su nivel de ansiedad cuando se sienta estresado, molesto, o tenso tiene que llegar a dominarlo.

La respiración profunda

Ahora que ya ha aprendido la respiración diafragmática puede pasar a la respiración profunda. Es importante dominar primero la respiración diafragmática puesto que la respiración profunda incorpora partes de ella. La respiración profunda es tal como dice su nombre, una forma de respirar lenta y profundamente. Supone el expandir el diafragma y el abdomen al inhalar y, seguidamente, expandir el pecho. Al estar incluidos los músculos respiratorios del pecho este ejercicio va un paso más allá de la respiración diafragmática. Naturalmente, la respiración diafragmática también le llena los pulmones de oxígeno al inhalar, sin embargo, en la respiración diafragmática normalmente exhala antes de que empiece a expandirse el pecho con lo cual solo se mueve hacia arriba y hacia abajo la mano que tiene sobre el abdomen. Con la respiración profunda ambas manos se mueven hacia arriba y hacia abajo.

Debiera empezar a respirar inhalando lentamente, permitiéndole al abdomen expandirse. Básicamente, lo que está haciendo es llenar de aire los pulmones cada vez que expande el abdomen. Esto hace que los pulmones se llenen de oxígeno sin haber realizado el trabajo, que es lo que también ocurre con la respiración rápida y superficial. En este ejercicio tendrá que respirar más tiempo que en la respiración diafragmática, contando hasta diez tanto al inhalar como al exhalar. Este ejercicio es de gran utilidad cuando siente ansiedad o estrés. Ahora que entiende la idea, veamos las instrucciones para practicar la respiración profunda:

1.   Siéntese en una silla cómoda.

2.   Ponga una mano en el abdomen y la otra en el pecho.

3.   Respire lenta y cómodamente a través de la nariz y luego exhale también, a través de la nariz, lenta y cómodamente, Continúe respirando por la nariz durante todo el ejercicio.

4.   Note como el abdomen sube y baja. Practíquelo durante varias respiraciones.

5.   Ahora, inhale de nuevo y haga una pausa de unos segundos antes de exhalar. Su respiración debiera muy lenta, uniforme y constante.

6.   Exhale lentamente.

7.   Inhale lentamente de nuevo y sienta cómo se expande el abdomen y entra el aire en los pulmones. La mano sobre el abdomen debería subir y, seguidamente, la mano sobre pecho, si bien solo un poco.

8. Exhale lentamente intentando mantener la respiración lo más lenta y constante que pueda.

9. Al inhalar expanda primero el abdomen, luego el pecho para llenar sus pulmones todavía más. Haga una pausa de unos segundos y entonces deje salir el aire, primero de la zona del pecho y luego del abdomen.

10. A continuación, intente contar hasta diez con cada respiración. Inhale lentamente, en silencio mientras va contando en silencio 1-2-3-4-5-6-7-8-9-10, haga una pausa de dos o tres segundos y a continuación déjelo salir, exhalando mientras va contando en silencio 1-2-3-4-5-6-7-8-9-10. Si lo prefiere también puede pensar en las letras, de la A a la J, mientras inhala y exhala.

11. Debería mantener las manos en el abdomen y el pecho hasta que se sienta cómodo para hacer el ejercicio sin ellas. Llegado ese momento deje las manos cómodamente junto al cuerpo.

Inicialmente, practique este ejercicio de respiración profunda cinco minutos al día y si lo desea, vaya aumentándolo a diez o quince minutos al día. Una vez se haya acostumbrado al lento ritmo de este ejercicio de respiración profunda puede repetirse mentalmente una palabra relajante como "calma," "paz" o "respira" cada vez que inhale o exhale.

Visualización guiada

Los ejercicios anteriores se enfocan en la respiración, ahora vayamos a la visualización guiada. Este tipo de ejercicio de relajación requiere imaginar un lugar donde pueda sentirse muy relajado como la playa, un parque o una montaña. Estos ejercicios se centran en los sentidos de la visión, sonido, olfato, tacto y temperatura para ayudarle a relajarse (Poppen 1998). Al imaginarse una escena apacible y permitirse estar absorto en las experiencias sensoriales que conlleva la escena imaginada puede lograr un nivel significativo de calma y relajación. Por medio de la visualización guiada algunas personas experimentan una disminución de la tensión y del ritmo cardíaco, una respiración más profunda y una sensación de calor en las manos y los pies (Bourne 2005).

He incluido varias escenas diferentes. Una vez se acostumbre a utilizar la visualización guiada puede crear sus propias escenas adaptándolas a lo que personalmente encuentre relajante. Es buena idea leer las indicaciones en voz alta y grabarlas para poder ponerlas luego y practicarlas manteniendo los ojos cerrados. De igual modo, si escoge crear sus propias escenas apacibles, puede escribirlas primero y grabarlas leyéndolas en voz alta. También puede comprar una gran variedad de CDs de relajación y visualización guiada o bajarlos de tiendas de música online. La sección de "Recursos" al final del libro incluye información sobre algunas grabaciones recomendadas que contienen ejercicios similares a los de este capítulo.

Al grabar los ejercicios de visualización intente mantener un ritmo lento y constante mientras lea. Esto le ayudará a mantener un tono suave y relajante a través del ejercicio. Antes de empezar con la visualización en sí respire lentamente un par de veces. Siéntese cómodamente en una silla o en el suelo o, si lo prefiere, túmbese. Enfóquese en las palabras del texto. Le será de ayuda mantener los ojos cerrados. Cuando haya llegado al fin de la visualización, respire varias veces antes de abrir los ojos.

La montaña

Está sentado en la cima de una montaña en un lugar desde donde puede ver muy lejos en cualquier dirección. El aire es puro y fresco. Respira profundamente y disfruta del olor de los bosques que hay a sus pies y a su alrededor. Lleva unos pantalones cómodos, un suéter ligero, calcetines y zapatos. Se siente ligero y lleno de energía. El bosque que tiene a sus pies se extiende en la lejanía, como si no terminara nunca. Es otoño y las hojas de los árboles son de muchos colores, muy hermosos. Puede ver hojas rojas, anaranjadas, amarillas y verdes. Siente la suave tierra en sus manos, que descansan junto a su cuerpo tocando el suelo. Oye cantar los pájaros. El cielo es muy azul, no hay nube alguna y puede oír una cascada en la distancia. Respira hondo y siente el olor de los pinos que crecen en la cima de la montaña. Es un olor refrescante y le tranquiliza. Cierra los ojos, respira varias veces y se siente calmado y en paz.

El parque

Es temprano, en una hermosa mañana de primavera. Ha llegado al parque antes de que empiece a haber actividad. Encuentra un lugar cómodo en la grama donde sentarse a gozar del sol. Aunque el día es cálido, siente una agradable y refrescante brisa en el cabello. Su piel se llena de ese sol temprano y se siente en paz. Hay varios olmos enormes cerca y ve las ardillas correteando por ellos. No se oye nada excepto, quizás, la brisa al moverse por las hojas de los árboles. Puede oler el rocío sobre la hierba; ya no está húmedo pero aún persiste ese olor fresco de la madrugada. Amanece y el cielo se llena de bellos colores. Solo hay unas pequeñas nubes. Parece que será un hermoso día. Tiende una manta en la hierba y se tumba en ella dejando que sus pies desnudos sobre la hierba. Mira hacia el cielo y ve una bandada de pájaros que pasa

volando. Se siente feliz, en calma y completamente relajado.

El lago

Está sentado una pequeña playa junto a un hermoso lago. El lago está tranquilo, con la excepción de algunas ondas ocasionales por donde nadan los peces. Siente la arena bajo su cuerpo y también en los pies, que se adentran en la arena y tocan los suaves y cálidos granos de arena. Siente la arena entre los dedos de los pies. La arena es prácticamente blanca. Su suavidad le calma los sentidos. Mira hacia el lago y ve un velero que navega apaciblemente llevado por la brisa veraniega. Es un día cálido y el sol sienta bien. Se levanta y camina hacia el lago. Se adentra en el lago hasta que el agua le llega por encima de los tobillos. Está fresca y le resulta refrescante. Se va adentrando en el agua y ahora el agua le llega a las rodillas y poco después a la cadera. Le encanta la calma del agua. No hay olas, solo un agua clara y azul. La temperatura es perfecta en este cálido día de verano. Respira hondo y llena los pulmones de aire puro. Se siente vivo y completamente relajado.

Relajación muscular

Procedamos ahora con los ejercicios para relajar los músculos. La relajación progresiva de los músculos conlleva tensar y relajar los diversos músculos del cuerpo. Esta técnica fue desarrollada por el Dr. Edmund Jacobson a principios de 1920 y parte de su idea de que puesto que la ansiedad y la tensión muscular van unidas, es posible reducir la ansiedad al aprender a relajar los músculos. El Dr. Joseph Wolpe, uno de los fundadores de la terapia del comportamiento o conductual, llevó la idea de Jacobson un paso más allá (Poppen 1998) desarrollando un método para tratar ciertos tipos de ansiedad, la "desensibilización sistemática." Esta técnica conlleva la exposición, real o imaginada, a un estímulo temido relajando los músculos simultáneamente. El Dr. Wolpe descubrió que la ansiedad era incompatible con un estado de relajación total, lo cual explica por qué esta técnica ayuda a las personas a superar los temores, las fobias y la ansiedad.

La relajación muscular progresiva

Antes de iniciar la relajación muscular progresiva asegúrese de llevar puesta ropa cómoda, que no le apriete. Escoja un lugar en silencio donde pueda estar cómodo. Puede ser dentro de su casa o fuera, en un lugar silencioso de su patio o en el parque. Es importante que minimice las distracciones o sea que apague la computadora, el teléfono celular, el buscador, la radio, la televisión o cualquier otra cosa que pueda molestarlo.

A continuación, siéntese o colóquese en una postura cómoda en la que apoye todo su cuerpo. Si prefiere estar sentado, puede escoger un sofá reclinable o incorporarse con almohadones en un sillón. Si prefiere estar estirado puede estar en la cama, el sofá, el suelo, o incluso en una manta sobre la hierba. Sólo recuerde que, al igual que con otros ejercicios de relajación que ha aprendido hasta ahora, la relajación muscular progresiva es para ayudarle a relajarse y no a dormirse.

Durante este ejercicio va a estar contrayendo y relajando dieciséis grupos de músculos. Cada vez que contraiga un grupo de músculos intente hacerlo durante diez segundos y cada vez que lo relaje durante quince segundos. Si siente dolor en alguno de los músculos mientras los contrae disminuya ligeramente el nivel de tensión hasta que se sienta más cómodo. Si le sigue doliendo entonces pase a otro grupo de músculos. En caso de tener una lesión como por ejemplo un tirón muscular o cualquier otra condición médica para la cual no sea recomendable contraer los músculos, consulte con su médico antes de intentar hacer este ejercicio.

Respire profundamente varias veces antes de empezar. Este ejercicio empieza por los dedos de los pies y va progresando gradualmente por los diversos músculos hasta llegar a los de la cabeza y la cara, aunque si lo prefiere puede escoger otro orden.

1. **Los dedos de los pies.** Encoja los dedos de los pies haciendo que toquen el suelo. Intente no contraer las piernas al mismo tiempo. Mantenga los dedos de los pies en esta posición durante diez segundos mientras cuenta lentamente hasta diez. A continuación, extienda los dedos de los pies mientras va contando lentamente hasta quince y relájese.

2. **Pies y pantorrillas.** Extienda los pies y manténgalos en esta posición durante diez segundos. Luego déjelos relajados durante quince segundos.

3. **Las espinillas.** Flexione los pies en posición vertical contrayendo a su vez los músculos de las espinillas. Hágalo lentamente para que no le dé un calambre. Mantenga los pies flexionados en posición vertical durante diez segundos y entonces déjelos descansar durante quince segundos.

4. **Los muslos.** Contraiga los músculos de los muslos lo máximo posible. Puede hacerlo o bien al extender las piernas y levantarlas mientras las mantiene en tensión o simplemente

apretando con fuerza los músculos de los muslos. Mantenga la posición durante diez segundos y luego descanse durante quince segundos.

5.   **Las nalgas.** Contraiga y apriete los músculos de las nalgas durante diez segundos. A continuación reléjelos durante quince segundos y sienta como se libera la tensión.

6.   **El estómago.** Contraiga los músculos abdominales al apretar el estómago hacia adentro lo máximo que pueda por diez segundos. Mantenga los músculos en tensión mientras va contando. Después descanse durante quince segundos dejando que los músculos del estómago se relajen por completo.

7.   **La espalda.** Arquee la espalda mientras mantiene los hombros apoyados. Mantenga la posición durante diez segundos y después descanse durante quince segundos. Si tiene problemas con la espalda o si le causa dolor no lo haga y pase al siguiente ejercicio.

8.   **El pecho.** Respire lenta y profundamente mientras contrae los músculos del pecho y entonces mantenga esa posición durante diez segundos. Exhale y reléjese durante quince segundos y respire varias veces cómodamente y a su ritmo habitual.

9.   **Las manos.** Apriete las manos en forma de puño durante diez segundos y a continuación extienda los dedos y reléjelos durante quince segundos.

10.   **Bíceps y tríceps.** Contraiga los bíceps alzando los antebrazos como si estuviera "enseñando los músculos." Mantenga la posición diez segundos y entonces deje ir, dejando caer las manos junto al cuerpo y reléjese durante quince segundos. A continuación, contraiga los tríceps extendiendo los brazos y contrayendo la parte posterior de los antebrazos. Debe mantenerlo durante diez segundos y relajarlos durante quince.

11.   **Hombros.** Contraiga y apriete los hombros hacia atrás y manténgalos durante diez segundos. Si le causa dolor o tiene algún problema con los hombros puede saltarse este ejercicio y pasar al siguiente. A continuación, deje caer los hombros hacia adelante, relajados, durante quince segundos.

12.   **Cuello.** Enderece los hombros y manténgalos relajados mientras vuelve la cabeza lentamente hacia la derecha. Gire la cabeza lo más posible y manténgala allí diez segundos. Vuelva la cabeza a una posición neutral y relájese durante quince segundos. Repita lo mismo con el lado izquierdo volviendo la cabeza lo más que pueda y manténgala allí diez segundos. Deje ir y vuelva la cabeza a su posición original. A continuación, baje la barbilla en dirección al pecho y manténgala durante diez segundos. Vuelva a la posición inicial durante quince segundos. Seguidamente, doble el cuello hacia adelante, de modo que la barbilla esté en dirección al pecho, diez segundos y luego hacia atrás para relajar los músculos del cuello durante quince segundos.

13.   **La boca.** Abra la boca lo máximo posible, extendiendo la mandíbula. Manténgala así diez segundos y entonces cierre la boca quince segundos y relájese. A continuación sonría extendiendo los labios hacia los extremos; manténgala diez segundos y entonces deje ir y relájese quince segundos.

14.   **La lengua.** Ponga la lengua en el inicio del paladar y manténgala diez segundos. Relájela durante quince segundos y a continuación póngala en el fondo del paladar diez segundos y de Nuevo relájela quince segundos.

15.   **Los ojos.** Abra los ojos lo máximo posible, manténgalos así diez segundos, luego relájelos durante quince segundos. A continuación, cierre los ojos con fuerza, manténgalos cerrados diez segundos y luego relájelos quince segundos.

16.   **La frente.** Levante las cejas lo máximo posible y tense los músculos de la frente. Manténgase así diez segundos y entonces baje las cejas y relaje la frente.

Intente practicar la relajación muscular progresiva cada día durante una semana. A muchas personas les es de ayuda practicar estos ejercicios al menos dos veces al día. Una vez adquiera práctica, puede decidir qué músculos concretos trabajar y acoplar el programa a sus necesidades personales.

Relajar los músculos, calmar los pensamientos y centrarse en la respiración

Ahora que ya ha aprendido sobre la respiración diafragmática, la respiración profunda, la visualización guiada y la relajación muscular progresiva, puede combinar todas estas técnicas en un ejercicio de relajación que le ayude a relajar los músculos, calmar los pensamientos y centrarse en su respiración lenta y cómoda. Puede que le sea de ayuda grabar este ejercicio para practicarlo fácilmente mientras lo va escuchando en vez de tener que leerlo o recordar el proceso. Donde se requiera una pausa haga una pausa de cinco segundos. Empiece por colocarse en una posición cómoda donde todo el cuerpo tenga apoyo y cierre los ojos.

Está descansando y tiene los ojos cerrados. Todo su cuerpo está apoyado o sea que no hay necesidad de tensar ningún músculo. Relájese lo máximo que pueda (pausa).

Centre la atención en la mano derecha y deje ir toda tensión que pudiera haber allí (pausa). Relaje todos los demás músculos lo máximo que pueda (pausa). Relaje los músculos del antebrazo derecho y note como lo va sintiendo más y más relajado (pausa). Respire lenta y apaciblemente relajándose más y más (pausa).

Ahora deje ir la tensión de los brazos, más y más, profundamente. Relájese (pausa). Relaje los músculos de la parte superior del brazo derecho lo máximo que pueda. Continúe relajando todo el brazo derecho hasta la mano y cada uno de los dedos. Relájese todo lo que pueda (pausa). Mientras sigue relajando el brazo derecho pase su atención a la mano izquierda y reléjela cuanto pueda (pausa). Sienta cómo los músculos del brazo izquierdo empiezan a relajarse y luego van relajándose más y más, profundamente (pausa). Relaje toda tensión. Relájese más (pausa). Continúe relajándose más, mucho más (pausa). Respire lentamente, profundamente, relájese más y más (pausa).

Ahora relaje los hombros y sienta cómo se desprende de un peso. Sienta la relajación en los hombros, los brazos, las manos, los dedos, cálmese más y más (pausa). Sienta el calor en los músculos mientras los sigue relajando más y más profundamente. Sienta cómo respira, constantemente, lentamente.

Ahora pase a los músculos de la cara. Relaje la frente. Relaje los músculos más y más (pausa). Mientras siga pensando en relajar los músculos sienta cómo se va expandiendo la relajación por ellos, avanza gradualmente, lentamente. Mantiene los ojos levemente cerrados (pausa). Ahora la relajación va avanzando por sus mejillas dejando ir toda tensión (pausa). Tiene la mandíbula y la lengua relajadas, cada vez más (pausa). Siga relajándose. Cada vez que respira deja ir más y más tensión. Cada vez que respira se relaja más (pausa). Sienta como la relajación le llega hasta el cuello, luego va descendiendo hacia el pecho, mientras sigue relajándose más (pausa). Cuando sienta que todavía puede dejar ir más tensión simplemente siga relajándose, más, más aún, más profundamente (pausa).

Su respiración es lenta, tranquila, constante y va dejando ir toda tensión cada vez que exhala (pausa). Tiene el pecho relajado. Siga relajándose, hasta el estómago, sintiéndose más y más tranquilo (pausa). Relájese todo lo que pueda. Sienta cómo se le van relajando la espalda, las caderas, la parte inferior de la espalda, los glúteos mientras sigue descansando cómodamente. Relájese más, profundamente (pausa). Ahora la relajación se va extendiendo a los muslos y las piernas. Se va sintiendo aún más relajado (pausa). Más relajado, mucho más relajado, profundamente relajado (pausa). Cada vez que respira se relaja más, y más, dejando ir toda la tensión de su cuerpo (pausa). Relaje ahora la parte inferior de las piernas, los pies, más aún (pausa). Para ayudarle a relajarse un poco más voy a contar hacia atrás desde el número 10 hasta el 1. Cada vez que diga un número, mire de relajarse un poco más Incluso si piensa que es imposible relajarse más, continúe intentándolo, relajándose más cada vez, sintiendo más calma (pausa).

10, relaje el cuerpo más y más (pausa).

9, más aún, profundamente (pausa).

8, respire lentamente, profundamente, más relajado (pausa).

7, más...y más (pausa).

6, relaje todo el cuerpo, sintiéndose más y más relajado (pausa).

5, relájese más, más profundamente; respire lentamente, profundamente; relaje todo el cuerpo (pausa).

4, siente todo el cuerpo más y más relajado, se siente cálido y vivo, más calmado (pausa).

3, se relaja más, más profundamente, siente calma a su alrededor, se siente más y más relajado (pausa).

2, más y más, profundamente relajado, respire lentamente, profundamente (pausa).

1, continúe relajando el cuerpo de este modo, más y más (pausa).

Ahora quiero que piense en la palabra "paz" al respirar. Quiero que se relaje cada vez que respire. Quiero que se relaje cada vez que respire y que repita la palabra "paz" mentalmente; de ese modo asociará la palabra "paz" con el estado apacible en que se encuentra ahora. Cada vez que respire quiero que se diga en silencio "paz." Hágalo mentalmente hasta que le vuelva a hablar (pausa de tres minutos).

Excelente. Ya ha terminado el ejercicio. Voy a contar desde el número 10 hasta el 1 y cuando llegue al 1 abrirá los ojos y se sentirá tranquilo, relajado y despierto. 10...9...8...7...6...5...4...3...2...1... Abra los ojos: está despierto.

LA PRÁCTICA HACE AL MAESTRO

Para llegar a aprender las técnicas de relajación de esta sección debe practicarlas a menudo. Le pueden ayudar a combatir el estrés y a tener un estilo de vida más saludable y si quiere que estos ejercicios le sirvan cuando esté nervioso o estresado primero tiene que probarlos en otros momentos. No se sienta frustrado si al principio le cuesta aprenderlos pero tampoco se dé por vencido enseguida. Puede necesitar hacer los ejercicios de respiración doce veces hasta hacerlos correctamente y sentirse más relajado.

Está bien alterar los ejercicios para sus propósitos. Por ejemplo, si quiere sustituir la palabra "paz" del último ejercicio por "tranquilidad" porque asocia el estado de relajación con la tranquilidad pues hágalo. No es necesario que siga las instrucciones de los ejercicios al pie de la letra sino que puede adaptarlas de modo que tengan sentido y que le sirvan. Tome las instrucciones sólo a modo de guía. Explore éstas y otras técnicas de relajación hasta encontrar las que le vayan mejor y entonces vaya incorporándolas en su vida a medida que las necesite.

Busque tiempo para relajarse

¿Piensa que los ejercicios del capítulo podrían serle útiles pero no ve cómo puede encontrar tiempo para hacerlos con regularidad? ¿Cree que incluir tiempo para hacer ejercicios de relajación será añadir una cosa más a su lista? Si es así rellene el siguiente cuestionario para descubrir cómo hacer para incluir algo de tiempo para relajarse cada día.

¿Cuántas horas al día mira la televisión?

_____

¿Cuánto tiempo pasa al día hablando por teléfono?

_____

¿Cuánto tiempo pasa en la computadora cada día ocupado en actividades que no tienen que ver con el trabajo, como por ejemplo leyendo y respondiendo sus e-mails o navegando por el Internet?

_____

¿Qué otras actividades hace diariamente que consumen gran parte de su tiempo y energía? ¿Son todas necesarias a diario o cree que podría limitarlas a los fines de semana o a otros momentos específicos?

_____

_____

_____

Observe cuidadosamente sus respuestas a las preguntas. ¿Habla demasiado tiempo por teléfono? ¿Enciende el televisor para mirar su programa favorito y luego se pasa horas mirando también otros programas? ¿Se pone frente al televisor algunas veces porque está aburrido y no puede pensar en nada mejor que hacer? ¿Pasa mucho tiempo en la computadora? De ser así, intente limitar el tiempo que pasa en algunas de estas actividades y así tendrá algo de tiempo libre para dedicarlo a ejercicios de relajación.

Tras hablar con su doctor sobre lo estresado que se sentía Derrick decidió hacer algunos cambios en su vida. Empezó a ir a trabajar un poco más temprano cada mañana para así poder volver a su casa por la tarde a tiempo de ayudar a su esposa a la hora de la cena. Mientras su esposa empezaba a preparar la cena, Derrick se llevaba a sus hijos al parque para poder pasar tiempo con ellos y disfrutar del aire libre. Derrick también se dio cuenta de que su peso se había vuelto un problema con lo cual decidió unirse a un grupo de amigos que jugaban al basketball los sábados por la mañana. Se dio cuenta de que se podía relajar un poco cada día si caminaba hasta un parque que había cerca y comía allí fuera el almuerzo en vez de hacerlo en la oficina, en su escritorio, mientras seguía trabajando, igual que había hecho durante años. Derrick se dio cuenta de que mirar la televisión varias horas cada noche no era productivo ni tampoco contribuía a su bienestar, con lo cual empezó a hacer ejercicios de relajación al anochecer, una vez se habían acostado los niños. Su esposa pudo ver el cambio que se estaba produciendo en él así que empezó a hacer los ejercicios de relajación nocturnos con él. Como resultado de esto, su relación fue mejorando y entonces decidieron contratar a una babysitter una vez al mes para poderse ir de "cita" y disfrutar de la noche a solas. Al aprender de la importancia de la relajación y del equilibrio en su vida, Derrick empezó a sentirse mejor tanto física como emocionalmente y poco después se dio cuenta de que ya no se obsesionaba con el estrés y con sus problemas al acostarse. Estaba en el camino correcto y empezaba a dormir mejor.

RESUMIENDO

Todos necesitamos equilibrio en nuestra vida. El aprender a incorporar actividades relajantes y ejercicios de relajación en el horario diario es de ayuda tanto para la mente como para el cuerpo. Es su decisión tomar el primer paso y empezar a practicar lo aprendido en este capítulo. Si cree que no tiene suficiente tiempo para relajarse cada día no es el único: muchas personas se sienten igual. Sin embargo, si lo vuelve una prioridad, sin duda encontrará quince o veinte minutos al día para hacer un ejercicio de relajación. A medida que empiece a recibir los beneficios de la relajación, es posible que le guste tanto que logre encontrar incluso más tiempo al día para dedicarlo a relajarse. No es necesario que haga cambios drásticos en su vida pero sí que debiera darse a sí mismo el tiempo y la relajación que necesita.

CAPÍTULO 6

El registro del sueño

Como parte de este programa del sueño es importante llevar el registro de su patrón de sueño-vigilia de un modo rutinario, sistemático. Por este motivo, va a estar llevando un registro del sueño: un diario en el que apunte sus hábitos de sueño, su patrón, y el total de tiempo dormido. Llevará la cuenta del número de horas que duerme por noche y anotará cuando apaga las luces, cuando se duerme, cuando se levanta para empezar un nuevo día, y las veces en que se despierte por la noche. Mantener un registro del sueño es esencial para ayudarle a observar la diferencia entre las noches en las que duerme bien y las que duerme mal, lo que, a su vez, le ayudará a descubrir qué factores pueden estar contribuyendo a que pase una mala noche. Por ejemplo, algunas personas han descubierto que cuando hablan por teléfono por la noche es más probable que más tarde tengan interrupciones en el sueño. Esto podría ser debido a que se emocionan o ponen nerviosos con la conversación, a que hablan de asuntos que ni son relajantes ni ayudan a dormir, o simplemente a que se quedan luego en cama pensando en la conversación. Otras personas han descubierto que cuando toman un par de copas de vino por la noche suelen dormir peor, suelen tener un sueño con más interrupciones en comparación con las noches en que no beben más que una copa de vino.

Al ayudarle a ser más consciente de qué factores contribuyen a una buena noche en comparación a una mala noche, el registro le permitirá introducir algunos cambios de

(2018)   Silberman, Stephanie. Combatir el insomnio. Trad. Yolanda Gamboa Tusquets   161

comportamiento que le ayuden a dormir mejor. También le dará una idea de cuánto duerme por noche y cuál es su media. No lea este capítulo por encima. El registro del sueño es parte integral de este programa y necesitará la información que anote en su registro de sueño para llevar a cabo el programa de restricción del sueño del capítulo 7.

CÓMO Y CUÁNDO REGISTRAR EL SUEÑO

El mejor momento de registrar el sueño es por la mañana justo después de levantarse. Aunque quizás esté tentado de escribir en su registro cuando se despierta en medio de la noche no lo haga. Ponerse a apuntar en medio de la noche no haría más que interrumpirle más el sueño lo cual sería contraproducente. Tampoco se preocupe de ser exacto al cien por cien, no quisiera que se pusiera a mirar el despertador por la noche. Al igual que antes, sería contraproducente pues mirar el despertador de noche no sirve más que para preocuparse sobre su sueño pues envía una señal de preocupación al cerebro, lo cual quiere evitar. Es preferible que apunte lo que recuerde de la noche anterior en cuanto se levante por la mañana. Aunque no le proporcionará un registro exacto de su sueño es suficiente para nuestro propósito. La finalidad del registro del sueño es, en última instancia, ayudarle a dormir mejor o sea que, para rellenarlo, no debería hacer nada que pudiera llevarle a dormir peor.

Si bien el propósito de los diferentes registros del sueño es el mismo—recoger y documentar información sobre su propio patrón de sueño-vigilia—existen varios tipos de formato disponibles. Algunos registros del sueño son más cuantitativos y prestan más atención al número de horas que duerme cada noche, otros son más cualitativos e incluyen espacio para anotar detalles sobre diferentes factores que puedan estar afectándole el sueño. He incluido dos formatos diferentes, con un ejemplo de cada uno, para que pueda escoger el que prefiera. El primero es un formato más gráfico o visual, el cual le permite ver la totalidad del sueño, y el segundo es más detallado y presenta preguntas específicas tanto sobre su sueño como sus actividades diarias para ayudarle a ser más consciente sobre los factores que le afectan el sueño. He incluido primero los ejemplos ya rellenados para mostrarle cómo usar cada registro. Los dos ejemplos registran la misma información por lo que puede comparar dos modos de llevar un registro de sueño.

Ejemplo de un registro de sueño visual

Escriba la fecha en la parte izquierda de cada fila. Como el registro de sueño es a través de dos días escriba la fecha el día que anota la información: por la mañana al levantarse. Indique con una flecha hacia abajo (⇩) cada noche cuando apaga las luces o cuando vuelve a la cama después de despertarse en medio del sueño. Debe sombrear el espacio para indicar cuando está dormido, ya sea una hora entera o no. Utilice la flecha hacia arriba (⇧) para indicar cuando se despierta por la mañana y en cada ocasión que se despierte durante la noche. Debería también indicar si hace la siesta sombreando los espacios correspondientes. Utilice los códigos que le indico a continuación para indicar otros factores que puedan estar afectándole el sueño:

C = Cafeína   A= alimento (cualquiera de las comidas)

N = Nicotina   M = medicación para el insomnio

E = Ejercicio   R = ejercicios de relajación

T = tomar (alguna bebida alcohólica)   F = fuera de la cama durante la noche

S = Situación que causa estrés (sea en el trabajo, en casa o cualquier otro lugar)

A continuación puede ver un ejemplo de cómo utilizar este registro del sueño. La primera fecha se indica como 20/5-21/5 correspondiendo al 20 y 21 de mayo. La información es para la noche del 20 y continúa el día siguiente, el 21. El individuo a quien pertenece este gráfico hizo ejercicio (E) de 6 a 7 de la tarde (de las 18:00 a las 19:00 horas). Cenó () y bebió una bebida alcohólica (T) a las 8 de la tarde. Tomó medicación contra el insomnio (M) alrededor de las 9 de la noche y apagó las luces (⇓) a las 22:30. Para las 23:00 ya estaba dormida pero se despertó a las 2:00 y se levantó (⇑ and F). A las 3:30 volvió a acostarse (⇓) y se durmió a las 4:00. Permaneció dormida de las 4:00 a las 7:00 en que se levantó. (⇑). Desayunó a las 8:00. Ese mismo día, después de almorzar (AL), hizo una siesta de una hora entre las 13:00 y las 14:00h. En la siguiente línea aparece el 21/5 que continúa hasta el 22/5. Hizo ejercicio entre las 18:00 y 19:00 h., cenó (AL), consumió una bebida alcohólica (T), a las 19:00 h., se tomó la medicación para el insomnio a las 21:00h y se acostó a las 23:30 h. Se durmió a medianoche y siguió dormida hasta las 4 de la mañana. Se quedó en la cama, despierta, hasta las 6 cuando se volvió a dormir hasta las 7. Desayunó (AL) y se tomó el café (C) a las 8:00 de la mañana. Experimentó una situación de estrés (S) en el trabajo a las 10:00, almorzó a las 12:00h (A), se tomó un expreso a las 14:00h (C) y experimentó otra situación causante de estrés (S) en el trabajo a las 15:00h. El total de las horas que durmió aparece anotado al final de cada línea.

Fecha	18	19	20	21	22	23	24	1	2	3	4	5	6	7	8	9	10	11	12	13	14	15	16	17	Total
20/5-21/5	E		A/T	M	⇓				⇑F	⇓				⇑	A				A⇓		⇑				7
21/5-22/5	E	A/T		M		⇓					⇑	⇓		⇑	A/C	S			A		C	S			5
22/5-23/5	A	A/T	A		M	⇓				⇑	⇓	⇑⇓				⇑A				A			E		5
23/5-24/5		A	R		⇓					⇑⇓				⇑	A				A						7
24/5-25/5		A	R	M	⇓			⇑F		⇓				⇑	A/C			S	A				E		5
25/5-26/5	S	A			⇓						⇑	F		A/C					A						4
26/5-27/5	E	A	R			⇓							⇑	A/C				A							6
media																									5.6

Registro de sueño visual

Escriba la fecha en la parte izquierda de cada fila. Como el registro de sueño ocupa dos días escriba la fecha al levantarse por la mañana el día que anota la información. Indique con una flecha hacia abajo (⇓) el momento en que apaga la luz al acostarse y también cuando vuelva a la cama si se despierta en medio del sueño. Debe sombrear el espacio para indicar cuando está dormido, ya sea una hora entera o no. Utilice la flecha hacia arriba (⇑) para indicar el momento en que se despierta por la mañana y en cada ocasión que se despierte durante la noche. Debería también indicar si hace la siesta sombreando los espacios correspondientes. Utilice los códigos que le indico a continuación para indicar otros factores que puedan estar afectándole el sueño:

C = Cafeína

A= alimento (cualquiera de las comidas)

N = Nicotina

M = medicación para el insomnio

E = Ejercicio

R = ejercicios de relajación

T = tomar (alguna bebida alcohólica)

F = fuera de la cama durante la noche

S = Situación que causa estrés (sea en el trabajo, en casa o cualquier otro lugar)

Fecha	18	19	20	21	22	23	24	1	2	3	4	5	6	7	8	9	10	11	12	13	14	15	16	17	Total
media																									

Ejemplo de un registro de sueño descriptivo

Rellene este registro de sueño cada día respondiendo a las preguntas lo mejor que pueda. Puede responder a las preguntas sobre sus actividades durante el día en cualquier momento pero responda a las preguntas respecto a la noche en cuanto se levante por la mañana. Por ejemplo, para la pregunta referente al estrés anote cualquier acontecimiento que le creo estrés durante el día antes de acostarse.

A continuación, vea un ejemplo de cómo utilizar esta modalidad de registro de sueño utilizando la misma información que utilizó en el ejemplo anterior.

Fecha	21/5	22/5	23/5	24/5	25/5	26/5	27/5	
Día de la semana	*jueves*	*viernes*	*sábado*	*domingo*	*lunes*	*martes*	*miércoles*	
Preguntas sobre el día								
¿Le ocurrió algo estresante durante el día (en casa, el trabajo o en otro lugar)? En caso afirmativo, describa lo ocurrido.	Sí/ No —————	Sí/ No *A las 10 estrés con un cliente en el trabajo; a las 15:00 discusión con un compañero de trabajo.*	Sí/No —————	Sí/ No —————	Sí/ No *A las 11:30 un amigo me comunica malas noticias*	Sí/ No —————	Sí/ No —————	
¿Hizo la siesta? Si la hizo ¿a qué hora y durante cuánto tiempo?	Sí/ No *1 hora 13-14:00h.*	Sí/ No —————	Sí/ No —————	Sí/ No —————	Sí/ No —————	Sí/ No —————	Sí/ No —————	
¿Hizo ejercicios de relajación? En caso afirmativo, ¿a qué hora?	Sí/ No —————	Sí/ No —————	Sí/ No —————	Sí/ No *20:00h.*	Sí/ No *20:00h.*	Sí/ No —————	Sí/ No *20:00h.*	
¿Ingirió cafeína tras el mediodía? En caso afirmativo, ¿a qué hora?	Sí/ No	Sí/ No *14:30 h.*	Sí/ No	Sí/ No	Sí/ No	Sí/ No	Sí/ No	
¿Hizo ejercicio? En caso afirmativo, ¿a qué hora?	Sí/ No *18:00-19:00h.*	Sí/ No *18:00-19:00h.*	Sí/ No *16:30-17:00*	Sí/ No	Sí/ No *17-18:00h.*	Sí/ No	Sí/ No *18-19:00h*	
¿Consumió alguna bebida alcohólica? En	Sí/ No *20:00h*	Sí/ No *19:00h.*	Sí/ No *18:30, 19:00 y*	Sí/ No —————	Sí/ No —————	Sí/ No	Sí/ No	

caso afirmativo, ¿a qué hora?			*20.00h*			————	————	
¿Tomó nicotina después de las 5 de la tarde? En caso afirmativo ¿qué cantidad?	Sí/ No ————	Sí/ No ————	Sí/ No ————	Sí/ No ————	Sí/ No ————	Sí/ No ————	Sí/ No ————	
¿Se sintió adormilado durante el día?	Sí/ No	Sí/ No	Sí/ No	Sí/ No	Sí/ No	Sí/ No	Sí/ No	
Evalúe y describa de qué humor estuvo 1=malo, 2=regular, 3=bueno, 4=excelente	*3 – un buen día*	*1 – mucho estrés en el trabajo*	*2 – mala noche y todavía estresado por el trabajo*	*4 – muy bien, con mucha energía*	*3 – me siento bastante bien pero recibo noticias de un amigo que me disgustan*	*2*	*3 – intento relajarme más*	
¿Cómo calificaría su funcionamiento en general durante el día? (1=malo, 2=regular, 3=bueno, 4=excelente)	*2 – muy adormilado*	*2*	*2*	*4*	*3*	*3*	*4*	
Preguntas respecto a la noche								
¿Tomó medicamentos	Sí/ No	Sí/ No	Sí/ No	Sí/ No	Sí/ No	Sí/ No	Sí/ No	

para dormirse? Anote cuál, qué dosis y la hora a la que lo tomó.	Ambien 10 mg 21:00	Ambien 10 mg 21:00	Ambien 10 mg 22:15	_____ _____ _____	Ambien 10 mg 21:00	_____ _____ _____	_____ _____ _____	
¿A qué hora apagó la luz?	22:30 p.m.	23:30	23:30	22:30 p.m.	22:20	22:30	23:30	
¿Cuánto tardó en dormirse?	30 min.	30 min.	90 min.	30 min.	30 min.	90 min.	30 min.	
¿Cuántas veces se despertó por la noche? ¿Durante cuánto tiempo estuvo despierto?	1 vez 2 horas	1 vez 2 horas	1 vez 3 horas	1 vez 1 hora	1 vez 3 horas	1 vez No volví a dormirme	0	
¿A qué hora se levantó por la mañana para empezar el día?	7:00	7:00	9:15	7:00	7:10	4:00	6:00	
¿Cuántas horas durmió por la noche en total?	6 horas	5 horas	5 horas	7 horas	5 horas	4 horas	6 horas	
¿Cómo calificaría su noche? (1=mala, 2=regular, 3=buena, 4=muy buena, 5=excelente)	2	2	1	4	2	1	5	
Estimado del número total de horas dormidas (incluye la noche y siestas durante el día)	6+1=7	5	5	7	5	4	6	Media: 5.6

Registro de sueño descriptivo

Rellene este registro de sueño cada día y responda a cada pregunta lo mejor que pueda. Puede responder a las preguntas respecto al día en cualquier momento del día pero, en la medida de lo posible, responda a las preguntas sobre la noche justo después de despertarse por la mañana. Por ejemplo, para la pregunta referente al estrés anote cualquier acontecimiento que le creó estrés durante el día antes de acostarse.

Fecha								
Día de la semana								
Preguntas sobre el día								
¿Le ocurrió algo estresante durante el día (en casa, el trabajo o en otro lugar)? En caso afirmativo, describa lo ocurrido.	Sí/ No	Sí/ No	Sí/No	Sí/ No	Sí/ No	Sí/ No	Sí/ No	
¿Hizo la siesta? Si la hizo ¿a qué hora y durante cuánto tiempo?	Sí/ No	Sí/ No	Sí/ No	Sí/ No	Sí/ No	Sí/ No	Sí/ No	
¿Hizo ejercicios de relajación? En caso afirmativo, ¿a qué hora?	Sí/ No	Sí/ No	Sí/ No	Sí/ No	Sí/ No	Sí/ No	Sí/ No	
¿Ingirió cafeína tras el mediodía? En caso afirmativo, ¿a qué hora?	Sí/ No	Sí/ No	Sí/ No	Sí/ No	Sí/ No	Sí/ No	Sí/ No	
¿Hizo ejercicio? En caso afirmativo, ¿a qué hora?	Sí/ No	Sí/ No	Sí/ No	Sí/ No	Sí/ No	Sí/ No	Sí/ No	
¿Consumió alguna bebida alcohólica? En caso afirmativo, ¿a qué hora?	Sí/ No	Sí/ No	Sí/ No	Sí/ No	Sí/ No	Sí/ No	Sí/ No	
¿Tomó nicotina después de las 5 de la tarde? En caso afirmativo ¿qué cantidad?	Sí/ No	Sí/ No	Sí/ No	Sí/ No	Sí/ No	Sí/ No	Sí/ No	
¿Se sintió adormilado durante el día?	Sí/ No	Sí/ No	Sí/ No	Sí/ No	Sí/ No	Sí/ No	Sí/ No	
Evalúe y describa de qué humor estuvo 1=malo, 2=regular,								

3=bueno, 4=excelente								
¿Cómo calificaría su funcionamiento en general durante el día? (1=malo, 2=regular, 3=bueno, 4=excelente)								
Preguntas respecto a la noche								
¿Tomó medicina para dormirse? Anote cuál, qué dosis y la hora a la que lo tomó.	Sí/No	Sí/ No	Sí/ No	Sí/ No	Sí/ No	Sí/ No	Sí/ No	
¿A qué hora apagó la luz?								
¿Cuánto tardó en dormirse?								
¿Cuántas veces se despertó por la noche? ¿Durante cuánto tiempo estuvo despierto?								
¿A qué hora se levantó por la mañana para empezar el día?								
¿Cuántas horas durmió por la noche en total?								
¿Cómo calificaría su noche? (1=mala, 2=regular, 3=buena, 4=muy buena, 5=excelente)								
Estimado del número total de horas dormidas (incluye la noche y siestas durante el día)								Media:

MANTENGA EL REGISTRO DE SUEÑO

Puesto que solo hay espacio para siete días en cada uno de los registros de sueño, necesitará hacer copias para poder seguir usándolos más de una semana. Si prefiere crear su propio registro está bien siempre que incluya espacio para registrar, como mínimo, la hora en que apagó la luz; la hora aproximada en que se durmió; cuándo se despertó y levantó listo para empezar un nuevo día; la hora y duración de cualquier posible despertar nocturno; la duración de posibles siestas; y el total de horas dormidas. Después de decidir qué registro de sueño utilizar, rellene sus datos durante toda una semana antes de empezar a evaluarlo. Necesitará acumular la suficiente información básica antes de empezar a efectuar demasiados cambios. Una vez haya estado rellenando su registro de sueño durante una semana puede pasar a la siguiente sección y aprender a evaluarlo.

ANALICE EL REGISTRO DE SUEÑO

Una vez haya estado llevando su registro de sueño durante una semana puede empezar a observar patrones que aparezcan así como otros factores que puedan estar contribuyendo a que duerma mal. ¿Ve algo en particular que pueda estarle afectando el ciclo de sueño-vigilia o cualquier otro factor que pudiera contribuir a las buenas o malas noches?

Descubra qué le afecta el sueño

Haga el ejercicio incluido a continuación. Le ayudará a ser más consciente de los factores que puedan estar afectándole el sueño.

¿Qué efecto tuvo el estrés en su sueño la noche anterior? ¿Le creó dificultad para dormirse o mantenerse dormido?

_____

_____

¿Hizo ejercicios de relajación? En caso afirmativo, ¿tuvieron efecto en su sueño?

_____

_____

¿Hizo ejercicio durante la semana? En caso afirmativo, ¿notó diferencia en su sueño dependiendo de si hizo ejercicio y a la hora del día en que lo hizo, (por ejemplo, si hay diferencia entre hacerlo por la mañana o la tarde)?

_____

_____

¿Consumió alguna bebida que contuviera cafeína después del mediodía? En caso afirmativo, ¿Cómo fue su patrón del sueño? ¿Tuvo dificultad en dormirse o para mantenerse dormido?

_____

_____

¿Bebió alguna bebida alcohólica durante la semana? En caso afirmativo, ¿De qué manera le influenció el sueño? Por ejemplo, ¿le resultó más fácil dormirse pero se despertó más veces por la noche o tuvo un sueño más inquieto?

_____

_____

¿Le afectó el sueño la hora de cenar (ya fuera pronto o tarde)? ¿Le afectó el tipo de comida (ya fuera ligera o pesada)?

_____

_____

¿Tomó pastillas para dormir? En caso de que lo hiciera, ¿le ayudaron a dormir mejor? Después de tomar la medicación para dormir ¿cuánto tardó en dormirse y cuánto tiempo durmió? ¿Se despertó por la noche?

_____

_____

¿Hizo alguna siesta durante el día? En caso de que lo hiciera ¿de qué manera le afectó por la noche? ¿Le resultó más difícil dormirse o permanecer dormido después de haber hecho la siesta durante el día?

_____

_____

¿Se fue a dormir a la misma hora cada noche? Si no fue así ¿la hora de acostarse fluctuó más de una hora de una noche a otra?

_____

_____

¿Se despertó a la misma hora cada día? De no ser así, la hora de levantarse varió más de una hora de un día al otro?

_____

_____

¿Durmió mejor o peor los fines de semana comparado con los días entre semana?

_____

_____

Ahora que ya ha examinado algunos de los factores que probablemente le estén afectando el sueño es hora de realizar algunos cambios de comportamiento. El propósito de todas estas preguntas y las respuestas que anotó es el ayudarle a que se dé cuenta de en dónde puede incorporar cambios para mejorar el sueño. Si tuvo un día estresante ¿probó de hacer algunos ejercicios de relajación por la tarde? Si se dio cuenta de que al hacer ejercicio a las 20:00 le costaba dormirse, entonces debería cambiar la hora y hacerlo por la tarde pero unas horas antes (lo ideal sería hacerlo por lo menos cuatro horas antes de irse a dormir), o bien por la mañana. Del mismo modo, si descubrió que la bebida con cafeína que se tomó en la cena le afectó el sueño, es hora de reducir o eliminar toda bebida que contenga cafeína en las doce horas antes de acostarse. ¿Y las bebidas alcohólicas? Quizás se dio cuenta de que beber una copa de vino no le afectaba pero si se bebía más de una entonces dormía peor. Las comidas también pueden afectarle el sueño, especialmente la cena. Quizás se dio cuenta de que había una conexión entre lo que comió o la hora a la que comió y cómo durmió esa noche. ¿Y qué me dice de las medicaciones para dormir? Si las toma, vale la pena que analice si realmente le están ayudando dados sus muchos posibles efectos dañinos.

¿Le afectó por la noche el haber hecho alguna siesta? Recuerde que solo necesita una cierta cantidad de horas de sueño en un período de veinticuatro horas por lo que dar una cabezadita durante el día puede hacerle más difícil el dormir llegada la noche. ¿Cambió su horario de noche a noche? En ese caso, ése podría ser el motivo por el que no durmiera bien. Por ejemplo, si se permite levantarse tarde durante los fines de semana puede hacerle más difícil el dormir la noche siguiente. ¿Se dio cuenta quizás de que dormía mejor los fines de semana cuando no tenía tanto que hacer o tanto por lo que preocuparse? En ese caso, le sería de ayuda incluir ejercicios de relajación a diario y crear una rutina que incluya actividades apacibles antes de irse a dormir.

Calcule el total de horas dormidas y la eficacia del sueño

Hay dos razones principales para mantener un registro de sueño: la primera es para descubrir por qué le cuesta dormirse tras examinar los muchos factores que puedan estar afectándole, lo cual acabamos de hacer en el ejercicio anterior; la segunda es calcular el total de horas dormidas y la eficacia de su sueño. *El total de horas dormidas* es exactamente como suena: el total de horas que se pasa durmiendo en la cama por la noche además de las siestas que pueda hacer durante el día. *La eficacia del sueño* se refiere al porcentaje de tiempo que pasa realmente durmiendo frente al total de tiempo que se pasa en la cama. Por ejemplo, si duerme el 85% del tiempo que está en la cama por la noche, la eficacia del sueño es de un 85% pues el otro 15% está en la cama despierto. Lo ideal es que su eficacia de sueño sea superior al 90%.

La mayor parte de las personas que sufren de insomnio tienen una eficacia de sueño muy reducida, es decir, se pasan demasiado tiempo en cama sin dormir. Tal como apareció en capítulos previos, pasar demasiado tiempo en cama y despierto es en parte la razón por la que su cuerpo y mente asocian la cama con estar despierto en vez de con estar dormido. El primer paso para cambiar este condicionamiento es calcular el total de horas dormidas y la eficacia de su sueño. He aquí cómo hacerlo: suponiendo que está haciendo sus cálculos basándose en los datos de una semana completa de su registro de sueño, en primer lugar sume el total de horas que durmió durante la semana. A continuación, añada el total de horas que se pasó en la cama durante la semana, incluyendo cuando estaba acostado pero sin dormir. Finalmente, divida el número total de horas dormidas por el número total de horas que se pasó en la cama. Si todavía no lo ha hecho, calcule la eficacia de su sueño de acuerdo con los datos de una semana completa de su registro de sueño.

Total de horas dormidas durante la semana (THD): _____

Total de horas en cama durante la semana (TEC): _____

Eficacia del sueño (ES); THD dividido por TEC: _____

El método descrito aquí es el que se utiliza en el capítulo 7, sin embargo, también puede calcular la media de horas dormidas dividiendo el total de horas dormidas por el número de días en que anotó los datos de su sueño. A continuación, haga lo mismo con el total de horas en cama. Finalmente, divida la media de las horas dormidas por la media de las horas en cama para descubrir la eficacia media de su sueño. De cualquier forma, acabará con el mismo número de de eficacia. Entonces, si logró una media de seis horas dormidas por noche pero pasó una media de ocho horas en cama por noche, entonces su eficacia de sueño es de seis dividido por ocho, o sea 0,75 o un 75%. Esto significa que, en realidad, de las horas que se pasó en cama se pasó durmiendo sólo un 75% y el otro 25% estuvo despierto.

RESUMIENDO

Mantener la cuenta de su sueño mediante un registro de sueño es una parte importante del programa que le presentamos en este libro. El hacerlo le ayudará a descubrir qué factores concretos contribuyen a que pase una buena o una mala noche y una vez sabidos, puede utilizar esa información para efectuar los cambios apropiados. Además, el registro de sueño le proporcionará una información que puede utilizar para calcular la eficacia de su sueño y entonces anotar los progresos que vaya haciendo para mejorar esa eficacia. Al utilizar el registro de sueño está teniendo un rol activo en combatir el insomnio y en mejorar la calidad de su sueño en general.

CAPÍTULO 7

Control de estímulos y restricción del sueño

Este capítulo se centra en dos componentes importantes y complementarios de este programa del sueño: el control de estímulos y la restricción del sueño. Ambos requieren efectuar cambios de acuerdo con la información que ha ido acumulando en el registro de sueño. *La restricción del sueño* supone limitar el número de horas que pasa en la cama a la media del total de horas que suele dormir. El objetivo de esta restricción es ayudarle a consolidar el sueño y mejorar su eficiencia, es decir, que realmente duerma la mayor parte del tiempo que esté en la cama. Esto se combina con un acercamiento conductual denominado *control de estímulos* que está basado en principios del condicionamiento y donde un estímulo como la cama o el dormitorio sirve como señal para reforzar comportamientos subsiguientes tales como dormirse o no dormirse (Bootzin and Rider 2000). Si se pasa muchas horas en cama intentando dormir o si se mantiene ocupado con actividades estimulantes tales como leer, mirar la televisión, comer, hablar por teléfono o preocuparse, entonces está reforzando la respuesta condicionada de permanecer despierto en vez de dormirse una vez se ha acostado. En otras palabras, al permanecer en la cama largos periodos de tiempo sin dormir ha creado una asociación entre la cama y *no* dormir.

Para las personas que duermen bien, estímulos tales como la cama, la hora de acostarse o el dormitorio mismo son señales asociadas a tener sueño y seguidamente dormirse. Sin embargo, para las personas a quienes les cuesta dormir, esos mismos estímulos suelen estar asociados a excitación, frustración y dificultad para dormir (Morin 1993). La terapia del control de los estímulos para combatir el insomnio trata de romper con esas asociaciones y crear asociaciones nuevas que promuevan el sueño.

EL CONTROL DE ESTÍMULOS PARA COMBATIR EL INSOMNIO

El Dr. Richard Bootzin empezó a utilizar el control de estímulos para combatir el insomnio en los años setenta. Esta técnica conductual comprende dos aspectos: primero necesita eliminar la asociación actual entre la señal o el ambiente (su cama o dormitorio), la hora (de dormir) y la respuesta condicionada (el no dormirse). Esto significa eliminar comportamientos que son incompatibles con el dormir, tales como mirar la televisión y leer en la cama. A continuación, necesita sustituir la antigua asociación con una nueva, de modo que la cama o el dormitorio le sirva como señal para dormirse. El control de estímulos logra eliminar la asociación condicionada negativa que le está haciendo difícil el dormirse y sustituirla por una asociación positiva que le vuelva más fácil dormirse de nuevo.

Instrucciones para el control de estímulos

He aquí unas instrucciones básicas del control de estímulos para combatir el insomnio que incorporan las reglas originales que creó el Dr. Bootzin (1972):

1.   Establezca una rutina a la hora de acostarse. Intente pasar al menos una hora antes de acostarse dedicado a actividades que le sean relajantes, no muy emocionantes y además tengan lugar en una habitación diferente del dormitorio, como mirar la televisión tranquilamente o leer. Otra posibilidad es practicar la respiración profunda u otros ejercicios de relajación. Limite las actividades estimulantes tales como hablar por

teléfono, trabajar en la computadora, hacer ejercicio físico intenso, o cualquier tipo de actividad relacionada con su trabajo.

2. Váyase a la cama solamente cuando tenga sueño.

3. La cama solo es para dormir y para tener relaciones sexuales. Cualquier otro tipo de actividad como leer, mirar la televisión, hablar por teléfono, comer, utilizar el laptop o incluso preocuparse no está permitida en la cama.

4. Si no puede dormirse tras aproximadamente unos quince o veinte minutos después de acostarse, levántese y vaya a otro cuarto. Digo "aproximadamente" porque una buena higiene del sueño implica no mirar el reloj. No se preocupe por el número exacto de minutos que sigue en cama despierto. Conoce su cuerpo suficientemente bien o sea que si se siente completamente despierto, inquieto o preocupado, o si ha estado dando vueltas en cama quince minutos o más, levántese y salga de la cama.

5. Encuentre algo aburrido que hacer como leer un libro o un artículo de una revista que sean poco estimulantes, o mirar un programa tonto en la televisión. También puede hacer algo que le ayude a relajarse como escuchar música relajante o hacer ejercicios de relajación incluídos la respiración profunda, la meditación, o la visualización guiada. No se duerma en el sillón o el sofá reclinable. En estos momentos no haga nada muy activo físicamente pues no quiere que su sistema se ponga en movimiento creyendo que es hora de empezar el día. Por esta misma razón, trate de mantener las luces apagadas, o la mínima luz necesaria, para no confundir al cerebro y hacerle pensar que es de día.

6. Cuando empiece a tener sueño otra vez debe volver a la cama a darse la oportunidad de dormirse.

7. Repita los pasos 4 a 6 tantas veces como sea necesario a lo largo de la noche.

8.	Establezca la hora de levantarse ponga el despertador a esa hora todos los días y levántese cuando suene el despertador, incluso si no durmió bien. Levantarse a la misma hora cada día le ayudará a establecer un horario de sueño-vigilia regular.

9.	No haga la siesta durante el día.

Recuerde, el control de estímulos sirve para establecer una mejor asociación entre la cama, la hora de acostarse y la respuesta positiva: dormirse. Las instrucciones incluidas anteriormente incluyen el crear un ambiente propicio al sueño y eliminar aquellas actividades en la cama que hacen más difícil que duerma. Aunque puede que le sea difícil forzarse a levantarse cuando está tratando de dormir recuerde que el control de estímulos funciona muy bien con aquellos que lo utilizan. De hecho, numerosos estudios confirman que el control de estímulos es uno de los aspectos más efectivos del tratamiento para combatir el insomnio (Morin et al. 2006; Chesson et al. 1999; Morin, Hauri, et al. 1999). Asegúrese de mantener el registro de sueño a diario a la vez que incorpora el control de estímulos.

Evalúe los posibles problemas con el control de estímulos

Cada mañana cuando se levante de la cama revise la lista incluida a continuación para ver si está siguiendo todas las instrucciones del control de estímulos para combatir el insomnio. Puede hacerse una copia de esta lista y colocarla en un lugar donde pueda verla cada mañana.

____	____	1. ¿Sigue regularmente una rutina al acostarse?
sí	no	

___ sí	___ no	2. ¿Se va a la cama solo cuando realmente tiene sueño?
___ sí	___ no	3. ¿Mira la televisión, lee, se preocupa o hace otras actividades en la cama?
___ sí	___ no	4. ¿Se levanta de la cama después de quince o veinte minutos de no poder dormirse?
___ sí	___ no	5. Después de levantarse de la cama en medio de la noche ¿hace algo aburrido o relajante?
___ sí	___ no	6. ¿Vuelve a la cama solamente cuando tiene sueño?
___ sí	___ no	7. ¿Se levanta cada manana a la misma hora?
___ sí	___ no	8. ¿Hace alguna siesta durante el día?

Sí es la respuesta correcta para todas las preguntas a excepción de la 3 y la 8. Revisemos brevemente por qué son éstas las respuestas correctas.

Para la pregunta 1, la respuesta correcta es sí porque establecer una rutina relajante por la noche es un modo de preparar el escenario o ambiente para dormir al estar calmado al acostarse por la noche. Al eliminar actividades estimulantes a la hora de acostarse y centrarse en que sea apacible la hora anterior al acostarse o incluso más tiempo, estará camino a lograr una mejor noche.

Para la pregunta 2, la respuesta correcta es sí ya que solo debiera acostarse cuando tenga sueño. A estas alturas seguramente entiende que cuanto más tiempo pase en cama intentando dormir más se frustrará y más asociará la cama y el acostarse con ansiedad e insomnio. Al ir a la cama solamente cuando tiene sueño aumenta la posibilidad de dormirse antes.

Para la pregunta 3, la respuesta correcta es no porque la cama debiera estar reservada solo para dormir y para tener relaciones sexuales. Todo otro tipo de actividad como leer, mirar la televisión, comer o preocuparse debería tomar lugar en otro cuarto. Para que su mente asocie la cama con un lugar tranquilo y silencioso que conduce a dormir necesita dejar de hacer actividades estimulantes en la cama.

Para la pregunta 4, la respuesta correcta es sí. De nuevo, es preferible que no pase mucho tiempo acostado en la cama sin realmente dormir para poder cambiar la asociación entre el insomnio y la hora de acostarse, el dormitorio o la cama. Si se queda despierto en cama demasiado tiempo acabará preocupado y frustrado. No es bueno tener esas asociaciones con la cama o sea que es importante que se levante de la cama y no vuelva a acostarse hasta que se sienta relajado y tenga sueño.

Para la pregunta 5, la respuesta correcta es sí. Es importante practicar comportamientos que promuevan el sueño si se levanta en medio de la noche, lo que significa hacer algo aburrido o relajante. Si se pone a trabajar en la computadora, leer un libro interesante, mirar una película fantástica, lavar la ropa o limpiar la casa no se está dando la oportunidad de volver a tener sueño.

Para la pregunta 6, la respuesta correcta es sí. Recuerde que solo debe acostarse cuando tenga sueño. Esta regla es la misma ya sea en el medio de la noche o al principio. Cuando empiece a bostezar, note que le pesan los ojos o que podría dormirse fácilmente vuelva a la cama.

Para la pregunta 7, la respuesta correcta es sí. Al levantarse a la misma hora cada día, cualesquiera que sean las horas que durmió la noche anterior, empezará a acumular un poco de deuda de sueño. Esto le ayudará a dormirse más fácilmente la noche siguiente. O sea que, incluso si un día quiere levantarse más tarde, intente ser consistente y levantarse a la misma hora cada día: le incrementará las posibilidades de dormir mejor.

Para la pregunta 8, la respuesta correcta es no. Si hace la siesta durante el día podría detener el progreso que ha ido haciendo al ir durmiendo mejor cada noche. Recuerde: solo necesita un cierto número de horas de sueño en un periodo de veinticuatro horas y las siestas cuentan como parte del total de horas dormidas. Si hace la siesta durante el día no necesitará dormir tanto por la noche o sea que, de momento, intente no hacer ninguna siesta durante el día.

RESTRINGIR EL SUEÑO PARA COMBATIR EL INSOMNIO

Ahora que ya sabe del control del estímulo está listo para empezar con el próximo componente de este programa de sueño: la restricción del sueño. Como apareció mencionado al principio del capítulo, la restricción del sueño implica limitar el tiempo que pasa en la cama a lo que, según sus cálculos, estima como el número total de horas que realmente duerme cada noche. Para ello, deberá calcular la media de las horas según su registro de sueño. Necesitará seguir manteniendo su registro de sueño durante el tiempo que esté ocupado en la restricción del sueño ya que la información del registro es esencial para llegar a un plan de restricción del sueño apropiado. El propósito de la restricción del sueño es consolidar el sueño de modo que se duerma antes y se despierte menos a menudo. A la larga le ayudará a tener un sueño más apacible y restaurador pero es muy posible que al principio experimente una pequeña pérdida de horas de sueño (Spielman and Anderson 1999). El crear una pequeña deuda de horas de sueño es útil pues hará que por la noche tenga más sueño. Como resultado, debería dormirse más rápidamente y tener un sueño más profundo.

La terapia de restricción del sueño fue diseñada originalmente por el Dr. Arthur Spielman como respuesta al problema que tienen la mayoría de las personas que sufren de insomnio: pasar demasiado tiempo en la cama intentando dormir (Spielman, Saskin, and Thorpy 1987). Ya que las personas que duermen mal recuerdan que normalmente tardan bastante en dormirse de otras malas noches anteriores, suelen irse a la cama más temprano para darse suficiente tiempo para dormir o incluso para dormir de más. También pueden quedarse despiertos en la cama por la mañana a la espera de sentirse más descansados, pero este tiempo de más no hace otra cosa que perpetuar el problema del sueño al que está condicionado.

Como podrá ver, la restricción del sueño y el control de estímulos van de la mano y por eso he decidido combinarlos en este capítulo. El limitar las horas que pasa en cama cada noche a la media de horas que realmente suele dormir debería mejorar la eficiencia de su sueño de modo que el dormir ocupe progresivamente todo el tiempo que pasa en la cama. De este modo su cuerpo se condiciona a un horario regular de sueño-vigilia lo cual le ayuda a desarrollar nuevas y positivas asociaciones entre la cama, la hora de acostarse y el ambiente del sueño.

Cómo llevar a la práctica la restricción del sueño

Veamos el caso de "Susie la insomne" como ejemplo de cómo proceder con la restricción del sueño. En primer lugar, utilizaremos el registro de sueño de Susie para calcular el total de horas que duerme cada noche y de ahí la media de su total de horas de sueño, igual que necesitará hacer con su propio registro de sueño para luego comenzar con la restricción del sueño.

Registro de sueño de Susie la insomne

Fecha	18	19	20	21	22	23	24	1	2	3	4	5	6	7	8	9	10	11	12	13	14	15	16	17	TST
1/2						▓	▓				▓	▓	▓							▓					7
2/2							▓				▓	▓													4
3/2							▓		▓	▓			▓	▓											6
4/2		▓						▓	▓					▓											5
5/2							▓	▓					▓	▓											5
6/2						▓	▓	▓				▓													4
7/2						▓	▓	▓	▓	▓															5

Durante la semana aquí registrada Susie durmió 7 horas, 4 horas, 6 horas, 5 horas, 5 horas, 4 horas y 5 horas, respectivamente, en un total de 36 horas. Para calcular la media de las horas dormidas por Susie divida 36 por 7, puesto que ese es el número de días anotados en este registro de sueño. Da un resultado de 5.1 horas—la media del total de horas dormidas por Susie en una semana. A fin de implementar la restricción del sueño, Susie debería limitar el tiempo que pasa en cama a unas 5 horas por noche.

Susie decidió que, de ahora en adelante, se acostaría a la medianoche y se levantaría a las 5 de la madrugada. Ya que cuatro de las siete noches registradas no se durmió antes de la medianoche, le pareció una hora adecuada. El limitar sus horas de sueño a cinco por noche significa que, incluso cuando no haya dormido cinco horas seguidas, solo le está permitido estar en cama desde las doce hasta las cinco. Si se despierta entre estas horas y empieza a preocuparse por algo debe levantarse de la cama pasados quince minutos y ocuparse en algo aburrido o relajante. En otras palabras, las reglas del control de estímulos siguen en pie cuando está practicando la restricción del sueño.

¿Le preocupa el implementar la restricción del sueño?

Si se empieza a sentir nervioso o incómodo con la restricción del sueño no es el único. Probablemente le dé miedo pensar en que solo se le permita un limitado número de horas en cama por noche, duerma las horas que duerma, especialmente cuando se ha pasado muchas noches de insomnio y anda falto de sueño. No tiene nada que temer pues muchos estudios corroboran que la restricción del sueño es una solución efectiva para combatir el insomnio (Morin et al. 2006; Spielman and Anderson 1999). Incluso si al principio duerme un poco menos, verá como muy pronto su dormir se beneficiará. Puede ser difícil mantenerse con el programa las primeras noches, antes de que empiece a sentir los beneficios, pero verá cómo, en poco tiempo, empieza a dormirse con más facilidad y su sueño se va consolidando. El acumular un poco de deuda de sueño en la fase inicial le crea el ansia de dormirse al acostarse, lo cual es justo lo que quiere lograr.

Sin embargo, debe ir con cuidado de no dormirse a media tarde. Si empieza a tener mucho sueño antes de la hora de acostarse intente mantenerse activo y ocupado hasta, aproximadamente, una hora antes de acostarse, momento en el que puede empezar a desconectar, relajarse y prepararse para ir a la cama. Es muy importante que no haga siestas pues no quiere interrumpir todo el trabajo que está haciendo cada noche para mejorar su sueño. Si se siente muy somnoliento durante el día al iniciar el programa de restricción del sueño, evite todo tipo de actividades que pudieran ser peligrosas como operar maquinaria pesada o manejar un vehículo.

Instrucciones para la restricción del sueño de la primera semana

He aquí instrucciones detalladas para la primera semana de su programa de restricción del sueño:

1.   Lleve el registro de sueño durante una semana como mínimo antes de empezar la restricción del sueño.

2.   Calcule su tiempo de sueño total (TST) cada noche.

3.   Tras un mínimo de una semana, calcule la media de su tiempo de sueño total sumando todas las cifras de su TST por noche y dividiendo ese total por el número de días.

4. Limite sus horas de sueño a la media de su TST, que acaba de calcular, pero que no sea menos de cinco horas. Si la media de su TST es menos de cinco horas deje cinco como media. Recuerde: la media de su TST es el máximo número de horas que puede estar en cama, sea el que sea el tiempo que realmente se pase durmiendo.

5. Decida su nueva hora de acostarse y levantarse en función de la media de su TST. Por ejemplo, si la media de su TST es seis horas entonces podría acostarse a las 11 de la noche y levantarse a las 5 de la mañana, o bien acostarse a medianoche y levantarse a las 6. Solo tiene que escoger la hora de acostarse y levantarse que le vaya mejor con su horario y que sea más posible que mantenga con regularidad.

6. Siga las reglas del control del estímulo mencionadas anteriormente en el capítulo. Por ejemplo, si está despierto más de quince minutos en medio de la noche, levántese y haga algo aburrido o relajante. No lea, mire la televisión, coma, hable por teléfono ni se preocupe cuando esté en cama.

7. Incluso si se levanta en medio de la noche, siga limitando el tiempo que pasa en la cama a la media de su TST.

8. Ponga el despertador a la misma hora cada día y levántese a esa hora.

9. No le está permitido hacer la siesta durante el día.

10. Recuerde que la restricción del sueño implica limitar el número de horas que puede estar en cama. Este tiempo es su "periodo para dormir." Sin embargo, si no tiene sueño a esa hora o se encuentra dando vueltas en la cama, es importante que se levante de la cama y solo se acueste de nuevo cuando verdaderamente tenga sueño. No es obligatorio que se

quede en cama durante todas las horas de su "periodo para dormir" cada noche y, de hecho, puede ir en su contra si lo hace cuando no tiene sueño.

11. Siga manteniendo su registro de sueño durante todo el tiempo que participe en el programa de restricción del sueño.

Instrucciones para la restricción del sueño después de la primera semana

Probablemente se esté preguntando durante cuánto tiempo necesita implementar la restricción del sueño y qué hacer después de estar durmiendo bien el número de horas al que decidió limitar su tiempo en cama. Todo esto depende lo rápida y eficientemente que esté funcionando su programa de restricción del sueño. Cuanto más se ajuste a él, además de seguir también las instrucciones del control de estímulos, antes empezará a dormir mejor. Algunas personas empiezan a notar cambios positivos en el dormir en tres o cuatro noches mientras que otras pueden tardar un par de semanas. Tenga paciencia y no se rinda demasiado rápido. Está ampliamente probado que estos métodos, basados en la investigación, son muy eficaces para combatir el insomnio o sea que es necesario que les dé algo de tiempo para que empiecen a hacer efecto en su cuerpo. Veamos más detenidamente como ajustar su programa de restricción del sueño de acuerdo a cómo durmió durante la primera semana. A continuación verá dos métodos diferentes de implementar la restricción del sueño para que pueda escoger el que le vaya mejor; uno de ellos calcula lo eficiente que es su sueño y el otro se basa en un "dormir profundo."

REVISE EL TIEMPO QUE PASA EN CAMA TRAS CALCULAR LO EFICIENTE QUE ES SU SUEÑO

Empezando con la segunda semana del programa de sueño revisará el número de horas que pasa en cama cada semana (el número de horas al que ha limitado su sueño) de acuerdo con lo eficiente que haya sido su sueño la semana anterior. Recuerde eficiencia en sueño significa el porcentaje de tiempo que realmente pasa durmiendo de todo el tiempo que pasa en cama. Al final de cada semana del programa de restricción de sueño calcule lo eficiente que haya sido su sueño esa semana dividiendo el tiempo de sueño total (TST) por el total de tiempo en cama (TEC) y multiplique esa cifra por 100. Es decir, si la media de su tiempo de sueño total es de 5.3 horas y el total de tiempo en cama de 6 horas, la eficiencia de su sueño es del 88 por ciento (5.3 dividido por 6, multiplicado por 100).

Cuanto más alto sea el porcentaje de eficiencia del sueño mejor será su noche. Sería ideal que fuera superior a un 90 por ciento pues eso querría decir que pasa menos de un 10 por ciento despierto en la cama. Para este programa de sueño debe ir calculando la eficiencia del sueño durante toda la semana. Puede calcularlo utilizando bien la cifra media de la semana o bien los totales, lo que le sea más fácil. Con cualquiera de los métodos se llega al mismo número.

Si su sueño fue de una eficiencia del 90 por ciento o superior, incremente en quince minutos el tiempo que pasa en cama durante la semana siguiente; si es de un 85 a un 90 por ciento manténgase en cama el mismo tiempo; y si la eficiencia de su sueño es inferior al 85 por ciento debería reducir 15 minutos el tiempo que pasa acostado. Ahora bien, si ya ha llegado al mínimo de horas que puede pasar acostado, o sea, cinco, debe seguir con las cinco horas hasta que mejore la eficiencia de su sueño.

A continuación verá un ejemplo de cómo usar la eficiencia del sueño para determinar el número de horas que puede pasar acostado por la noche. Antes de empezar a implementar la restricción del sueño, mantuvo un registro de sueño y descubrió que dormía una media de 5.5 horas por noche (media de TST) pero pasaba una media de 8 horas en cama (media de TEC). Durante la primera semana, la eficiencia de su sueño fue de un 69 por ciento. Dado que era la primera semana del programa de restricción del sueño, el tiempo permitido en cama era de 5.5 horas por noche puesto que esa era la media de su TST. Decidió que se acostaría a la medianoche y se despertaría a las 5:30 de la mañana. La semana siguiente intentó seguir las reglas de control de estímulos y se levantaba de la cama cuando no estaba durmiendo pero a veces estaba tan cansado que siguió en cama.

La segunda semana, la media de su TST era de 5 horas la noche y su TEC de 5.75 horas la noche, o sea que su sueño era de una eficiencia de un 87 por ciento. De acuerdo con las instrucciones de la restricción del sueño, Karen mantuvo igual su periodo para dormir, es decir, se acostó y levantó a la misma hora cada día durante toda la semana y limitó su tiempo en cama a 5.5 horas por noche.

La tercera semana la media del TST de Karen fue de 5.25 horas y su TEC de 5.5 horas o sea que la eficiencia de su sueño había aumentado y era de un 95 por ciento. ¡Esto es fantástico! En solo tres semanas había aumentado de modo significativo la eficiencia de su sueño de modo que estaba mejor consolidado y se había vuelto más profundo. Ahora podía incrementar su período para dormir a 5.75 horas. Desde que empezó el programa de restricción de sueño tiene sueño por la noche y se duerme más rápidamente o sea que es hora de cambiar la hora de acostarse a 15 minutos antes, las 11.45 de la noche y mantener igual la hora de levantarse.

Llegada la cuarta semana Karen continúa durmiendo bien. La eficiencia de su sueño es de un 92 por ciento, o sea que incrementa su tiempo en cama otros 15 minutos, a 6 horas. Ahora se acuesta a las 11:30 y se levanta a las 5:30.

La quinta semana continúa progresando. La eficiencia de su sueño es de un 95 por ciento o sea que puede aumentar el tiempo que pasa acostada a 6.25 horas. Ahora Karen duerme desde las 11:30 a las 5:45.

En la sexta semana la eficiencia del sueño de Karen es de un 87 por ciento, o sea que mantiene igual su periodo para dormir la semana siguiente. Las semanas 7 y 8 la eficiencia de su sueño es de un 95 por ciento, o sea que incrementa el tiempo que pasa acostada 15 minutos por semana. Ahora que finalmente está durmiendo seguida y profundamente durante 6.75 horas, Karen afirma que se siente bien durante el día y no cree necesitar más horas de sueño. Está satisfecha con su nuevo horario, de 11:30 de la noche a las 6:15 de la mañana.

Desglosemos el sueño de Karen semana por semana para que pueda ver claramente cómo funciona la restricción del sueño cuando calcula la eficiencia del sueño:

- *Semana 1*: Restricción del sueño de acuerdo con una media de TST de 5.5 horas.

- *Semana 2*: Según una eficiencia del sueño (ES) del 87 por ciento en la primera semana, no hay cambios en el "periodo para dormir." El sueño sigue limitado a 5.5 horas por noche.

- *Semana 3*: La ES es de un 95 por ciento, o sea que se añaden 15 minutos al período para dormir permitiendo 5.75 horas en cama por noche.

- *Semana 4:* La ES es de un 92 por ciento. Se añaden otros 15 minutos al período para dormir permitiendo 5.75 horas en cama por noche.

- Se añaden otros 15 minutos al período para dormir permitiendo 6 horas en cama por noche.

- *Semana 5:* La ES es de un 95 por ciento. Se añaden otros 15 minutos al período para dormir permitiendo 6.25 horas en cama por noche.

- *Semana 6:* La ES es de un 87 por ciento o sea que el período para dormir se mantiene sin cambios en 6.25 horas.

- *Semana 7:* La ES es de un 95 por ciento o sea que el período para dormir se incrementa en 15 minutos a 6.5 horas por noche.

- *Semana 8:* La ES es de un 95 por ciento o sea que se añaden otros 15 minutos al período para dormir permitiendo 6.75 horas en cama por noche.

Hoja de trabajo de restricción del sueño para el método de la eficiencia del sueño

Le será de ayuda tener una hoja de trabajo donde llevar la cuenta del programa de restricción del sueño. Para empezar, la primera semana solo tiene que calcular la media de su tiempo de sueño total (TST) durante la semana precedente para que le sirva como punto de partida para calcular el tiempo que le es permitido estar acostado o "periodo para dormir" (PD). También puede ir calculando la eficiencia de su sueño durante la semana precedente dado que le proporcionará un modo de evaluar cómo va progresando. Escoja un horario de acostarse y levantarse de acuerdo con el tiempo que le es permitido estar acostado y sea consistente. Pasada la primera semana, calcule la eficiencia de su sueño (ES) dividiendo la media de su TST por la media de su tiempo en cama (TEC) y entonces multiplique la cifra resultante por 100. En la siguiente línea anote si debe incrementar su tiempo en cama, reducirlo o mantenerlo igual. Recuerde que puede incrementar su tiempo en cama 15 minutos si la eficiencia de su sueño es de un 90 por ciento o superior; debe reducirlo 15 minutos si es de menos de un 85 por ciento (aunque sin reducirlo a menos de 5 horas); y debe mantenerlo igual si está entre un 85 y un 90 por ciento. Anote el número de horas del período para dormir que acaba de calcular junto con la hora de acostarse y levantarse.

Semana 1: media TST _____ hora de acostarse: _____ hora de levantarse: _____

Semana 2: media TST _____ media TEC _____ ES _____
Marque uno: Incrementar PD Reducir PD Mantener igual PD
nuevo PD____ hora de acostarse: _____ hora de levantarse: _____

Semana 3: media TST _____ media TEC _____ ES _____
Marque uno: Incrementar PD Reducir PD Mantener igual PD
nuevo PD____ hora de acostarse: _____ hora de levantarse: _____

Semana 4: media TST _____ media TEC _____ ES _____
Marque uno: Incrementar PD Reducir PD Mantener igual PD
nuevo PD____ hora de acostarse: _____ hora de levantarse: _____

Semana 5: media TST _____ media TEC _____ ES _____
Marque uno: Incrementar PD Reducir PD Mantener igual PD
nuevo PD____ hora de acostarse: _____ hora de levantarse: _____

Semana 6: media TST _____ media TEC _____ ES _____
Marque uno: Incrementar PD Reducir PD Mantener igual PD
nuevo PD____ hora de acostarse: _____ hora de levantarse: _____

Semana 7: media TST _____ media TEC _____ ES _____
Marque uno: Incrementar PD Reducir PD Mantener igual PD
nuevo PD____ hora de acostarse: _____ hora de levantarse: _____

Semana 8: media TST _____ media TEC _____ ES _____
Marque uno: Incrementar PD Reducir PD Mantener igual PD
nuevo PD____ hora de acostarse: _____ hora de levantarse: _____

OTRA FORMA DE REVISAR EL TIEMPO QUE PASA ACOSTADO: EL MÉTODO DEL "DORMIR PROFUNDO"

Aunque calcular la eficiencia del sueño es la manera más concreta de implementar la restricción del sueño también hay otro método que puede utilizar para determinar el número de horas que puede pasar acostado cada noche. Al igual que en el otro método, necesita calcular la media de su TST en función a, como mínimo, una semana de datos de su registro de sueño. Durante la primera semana también tendrá que limitar el número de horas que permanece acostado a esa cifra. Lo que diferencia este método del otro es el modo en que debe determinar si incrementar o reducir el tiempo que le está permitido permanecer en cama. Antes de incrementar el tiempo debe haber estado durmiendo profundamente una semana entera. Un "dormir profundo" quiere decir que no se despierta por la noche o que, si lo hace, solo se despierta brevemente y se vuelve a dormir en unos minutos.

A continuación, puede ver un ejemplo: John mantuvo su registro de sueño durante una semana. Dado que durante la primera semana su media por noche fue de 6 horas empezó a limitar el tiempo que pasaba acostado a un total de 6 horas por noche. Tras una semana de limitar el dormir, todavía se levantaba varias veces por noche y cuando le ocurría se levantaba y se entretenía con actividades aburridas o relajantes. También siguió otras de las instrucciones del control de estímulos para ayudarle a formar nuevas asociaciones con la cama que fueran promotoras del sueño. Sin embargo, dado que todavía no dormía profundamente toda la noche la tercera semana continuó limitando su sueño a 6 horas a la semana.

Para la semana siguiente ya dormía profundamente durante las 6 horas de su periodo de sueño; se dormía con rapidez y no se levantaba hasta que sonaba el despertador a la mañana siguiente. Dado que ya dormía profundamente la tercera semana, incrementó el tiempo que permanecía acostado 15 minutos hasta 6.25 horas; y puesto que seguía durmiendo bien la cuarta semana incrementó de nuevo el tiempo 15 minutos hasta llegar a 6.5 horas. Durante las semanas 5 y 6 John seguía durmiendo profundamente o sea que incrementó el tiempo en cama 15 minutos en dos ocasiones. Llegado ese punto, John estaba durmiendo 7 horas por noche y decía que se sentía descansado y con energía durante el día y no creía que necesitara dormir más.

Al desglosar el sueño de John semana por semana se puede ver claramente cómo funciona el método del dormir profundo:

- *Semana 1:* Media TST de 6 horas.

- *Semana 2:* Limita el dormir a 6 horas de acuerdo con la media del TST. Tiene despertares frecuentes y todavía no duerme profundamente. Continúa la restricción del sueño a 6 horas por noche.

- *Semana 3:* Duerme profundamente. Incrementa el período para dormir a 6.25 horas por noche.

- *Semana 4:* Duerme profundamente. Incrementa el período para dormir a 6.5 horas por noche.

- *Semana 5:* Duerme profundamente. Incrementa el período para dormir a 6.75 horas por noche.

- *Semana 6:* Duerme profundamente. Incrementa el período para dormir a 7 horas por noche.

Aunque este método de calcular su período de sueño no es tan preciso como el de la eficiencia del sueño sin duda es más fácil y puede ser efectivo si también se ajusta a las instrucciones del control de estímulos. O sea que, si está acostado y sigue despierto durante su período para dormir, debe levantarse de la cama y hacer algo aburrido o relajante hasta que tenga sueño y además, todavía necesita seguir levantándose a la hora que decidió levantarse cada día.

Hoja de trabajo de la restricción del sueño según el método del dormir profundo

He aquí una hoja de trabajo que le servirá para el programa de restricción del sueño según el método del dormir profundo. La primera semana solo necesita calcular la media de su tiempo de sueño total (TST) que le servirá como punto de partida para su tiempo permitido en cama, o período para dormir (PD). Decida la hora de acostarse y levantarse de la siguiente semana de acuerdo con el tiempo que le sea permitido estar en cama y sea consistente. Al final de la segunda semana, evalúe si durmió profundamente cada noche. Sea honesto pues el éxito de su programa de restricción del sueño depende de que su respuesta sea correcta. En la siguiente línea anote si debiera incrementar su periodo para dormir (PD), reducirlo o mantenerlo igual. Escriba el número de horas de su nuevamente calculado periodo para dormir, así como la hora de acostarse y levantarse.

Semana 1: media TST _____ hora de acostarse: _____ hora de levantarse: _____

Semana 2: media TST _____ ¿Duerme profundamente cada noche? ☐Sí ☐No

Marque uno: Incrementar PD Reducir PD Mantener igual PD

hora de acostarse: _____ hora de levantarse: _____

Semana 3: media TST _____ ¿Duerme profundamente cada noche? ☐Sí ☐No

Marque uno: Incrementar PD Reducir PD Mantener igual PD

hora de acostarse: _____ hora de levantarse: _____

Semana 4: media TST _____ ¿Duerme profundamente cada noche? ☐Sí ☐No

Marque uno: Incrementar PD Reducir PD Mantener igual PD

hora de acostarse: _____ hora de levantarse: _____

Semana 5: media TST _____ ¿Duerme profundamente cada noche? ☐Sí ☐No

Marque uno: Incrementar PD Reducir PD Mantener igual PD

hora de acostarse: _____ hora de levantarse: _____

Semana 6: media TST _____ ¿Duerme profundamente cada noche? ☐Sí ☐No

Marque uno: Incrementar PD Reducir PD Mantener igual PD

hora de acostarse: _____ hora de levantarse: _____

Semana 7: media TST _____ ¿Duerme profundamente cada noche? ☐Sí ☐No

Marque uno: Incrementar PD Reducir PD Mantener igual PD

hora de acostarse: _____ hora de levantarse: _____

Semana 8: media TST _____ ¿Duerme profundamente cada noche? ☐Sí ☐No

Marque uno: Incrementar PD Reducir PD Mantener igual PD

hora de acostarse: _____ hora de levantarse: _____

Siga con el programa

Si le parece que ocho semanas es demasiado tiempo para llegar a dormir mejor, piense en cuánto tiempo lleva durmiendo mal. Durante todas esas semanas, meses o años ha ido acumulando malos hábitos relacionados con el dormir y le llevará mucho tiempo cambiar esos comportamientos. Muchas personas tienen la suerte de sentirse mejor después de solo dos semanas de incluir la restricción del sueño y el control de estímulos y, con suerte, ese será también su caso. Sin embargo, recuerde que este programa de sueño es un proceso y no un arreglo rápido. Si logra dormir mejor después de dos semanas, excelente, pero no se desanime si le lleva algo más de tiempo e intente recordar que estas semanas no son nada en comparación a todas las noches de insomnio que ya ha experimentado.

RESUMIENDO

Utilizados conjuntamente, el control de estímulos y la restricción del sueño pueden jugar un papel muy importante en combatir el insomnio. El control de estímulos funciona al cambiar las asociaciones que se ha hecho entre no dormir bien y su cama, la hora de acostarse o el dormitorio. Tras seguir unas instrucciones muy claras puede reemplazar esas asociaciones por otras nuevas, positivas y que promuevan el dormir. O sea que, en vez de sentirse completamente despierto o revolucionado al acostarse por la noche, es más probable que se sienta calmado y que tenga sueño. Además, al limitar el número de horas que puede pasar en cama cada noche mediante un programa de restricción del sueño, irá acumulando una deuda de sueño que le ayudará a dormirse más fácilmente. La restricción del sueño le ayudará también a tener un sueño más consolidado de modo que el dormir que logre sea más profundo y reparador. Con el tiempo, la restricción del sueño le permitirá establecer un horario de sueño–vigilia, de acostarse y despertarse, que le funcione.

CAPÍTULO 8

Controle la ansiedad y los pensamientos irracionales

Susana piensa en miles de ideas que le crean ansiedad. Se preocupa por su trabajo, sus hijos, su salud y, por supuesto, su dormir. Permanece despierta la mayoría de las noches pensando en todas las cosas que tiene que hacer y se siente abrumada pero sus pensamientos ansiosos no sólo la mantienen levantada por la noche, sino que la molestan también durante el día. Incluso cuando está en medio de una actividad divertida con amigos o familiares, puede fácilmente consumirse por sus pensamientos. A veces comienza inocentemente, sólo piensa en cómo fue el día o algo que alguien le dijo y al poco los pensamientos empiezan a ser más negativos, irracionales e implacables. Pronto se da cuenta de que se siente como si se estuviera ahogando, ya que lo que empezó como un simple pensamiento pasajero adquiere vida propia, la va llenando de más ansiedad y temor y se siente impotente para detenerlo. Susana no está segura de qué hacer ahora, pero sabe que no puede seguir sintiéndose tan ansiosa todo el tiempo.

En los capítulos 4 al 7, me concentré en los componentes conductuales de este programa de sueño, discutiendo varios comportamientos que contribuyen a las deficiencias del sueño y en cómo cambiarlos. Ha aprendido ya acerca de la higiene del sueño, técnicas de relajación, cómo registrar su sueño en un cuaderno de registro de sueño y cómo implementar el control de estímulos y la restricción del sueño. Puede ser que ya esté durmiendo mejor. Sin embargo, algunas personas experimentan ansiedad junto con sus problemas de sueño, lo que empeora el insomnio. Si ése es su caso, como lo era para Susana, puede beneficiarse de aprender las técnicas de este capítulo que le ayudarán a controlar la ansiedad y hacer disminuir sus pensamientos irracionales y distorsiones cognitivas.

DISTORSIONES COGNITIVAS

Las creencias disfuncionales, o distorsiones cognitivas, pueden desempeñar un papel importante en la ansiedad. Puede ser que tenga varios tipos de pensamientos distorsionados que incluyen el pensamiento de todo o nada, la generalización excesiva, el pensamiento catastrófico, pensamientos negativos automáticos y el sacar conclusiones precipitadas. Echemos un vistazo a estos tipos de distorsiones cognitivas que pueden hacer que su ansiedad, y por lo tanto su sueño, empeore.

El pensamiento de todo o nada

Pensar de una manera de todo o nada es pensar en términos absolutos, usando palabras como "nunca," "todo" o "siempre." Por ejemplo, si dice: "Nunca seré tan bueno como mi hermano" o "Siempre me equivoco al hacer presentaciones en el trabajo," está pensando en una manera de todo o nada. Esta es una distorsión cognitiva porque la vida no suele ser tan absoluta. El pensamiento de todo o nada puede hacerle sentir más ansioso o deprimido y puede hacer que tome decisiones que no están basadas en la lógica. Cuando se dé cuenta de que las cosas no son tan blancas o negras y que tiene más opciones disponibles, puede empezar a ver y pensar de un modo un poco diferente.

Por ejemplo, si está infeliz en una relación, el pensamiento de todo o nada puede llevarlo a una conclusión injustificada como "Nunca he sido feliz en esta relación y las cosas nunca van a mejorar. Necesito salir de esta situación rápidamente y no volver a ver a esta persona nunca más." Éste es un ejemplo bastante drástico y aunque algunas situaciones pueden ser realmente

así de malas, es improbable que usted *nunca* fuera feliz en la relación, o que las cosas *nunca*

podrían mejorar en el futuro. Después de todo ¿por qué se habría metido en la relación si ésta

nunca hubiera sido buena? ¿Puede recordar una época en que las cosas eran mejores? ¿Qué era

diferente sobre la relación entonces? ¿Qué tal si trataran de trabajar en la relación juntos? ¿Qué

otras opciones hay? Pensar que necesita dejar la situación y nunca volver a ver a la persona es

una solución muy absoluta. En su lugar, tal vez necesite un pequeño descanso de la relación, o tal

vez deba tratar la terapia de parejas. Cuando piense en términos de todo o nada, no considerará

todas sus opciones y por lo tanto puede sufrir consecuencias más duras en el futuro.

Hoja de trabajo para el pensamiento de todo o nada

Durante el día, utilice la siguiente hoja de trabajo para registrar declaraciones de todo o nada que

le pasen por la cabeza o que se dé cuenta que dice en voz alta. Para cada una, piense en varias

formas alternativas de pensar. Aquí hay un ejemplo, seguido de una hoja de trabajo en blanco

que puede copiar si lo desea.

Fecha	Pensamiento de todo o nada	Maneras alternativas de ver la situación
15/3/08	*Nunca mejoraré de posición en el trabajo.*	*Mi jefe ya me ha dicho que me va bien, o sea que es una buena señal. Quizás puedo ir a hablar con él sobre cómo mejorar de posición.*
17/3/08	*Siempre tiendo a procrastinar, a dejar las cosas para mañana y no hay nada que pueda hacer.*	*Puedo empezar a hacer listas de las cosas que necesito hacer y decidir el horario para hacerlas. Además, cuando se trata de algo que realmente me gusta hacer nunca lo dejo para mañana.*

Fecha	Pensamiento de todo o nada	Maneras alternativas de ver la situación

Sobregeneralización

Hacer amplias generalizaciones de casos aislados y específicos se denomina generalización

excesiva o sobregeneralización. Al igual que con el pensamiento de todo o nada, este tipo de

distorsión cognitiva le puede aumentar la ansiedad. Supongamos que un supervisor en el trabajo

le dice que cometió un error en un proyecto en el que está trabajando. Eso es humano. Todos

cometemos errores. Pero si tuviera que tomar ese error específico y generalizarlo a otras

situaciones, podría ponerse a pensar algo así: "Hoy cometí un error en el trabajo. No soy bueno en el trabajo y mi jefe debe estar pensando que soy un idiota." Esta es una respuesta irracional y generalizada. En lugar de eso, podría decirse: "Hoy cometí un error en el trabajo. Es algo que ocurre de vez en cuando. Normalmente no suelo cometer este tipo de errores, o sea que aprenderé de él y trataré de hacerlo mejor la próxima vez." La primera manera de pensar no sólo es una sobregeneralización, sino que también está llena de pensamientos negativos. La segunda línea de pensamiento es más racional, específica y objetiva. Cuando reestructura sus pensamientos para reconocer los detalles y la complejidad de una situación, puede encontrar soluciones más apropiadas a los problemas y no quedarse atascado en un patrón de negatividad.

Hoja de trabajo para la sobregeneralización:

Durante el día, utilice la siguiente hoja de trabajo para registrar casos de sobregeneralización que le pasen por la cabeza o que se encuentre diciendo en voz alta. Para cada caso, piense en varias maneras alternativas de ver la situación. A continuación verá un ejemplo, seguido de una hoja de trabajo en blanco que puede copiar si lo desea.

Fecha	Sobregeneralización	Maneras alternativas de ver la situación
15/8/08	*Hoy mi hijo golpeó a otro niño en la escuela. Esto es una señal de que toda la vida será agresivo y difícil de llevar. ¡Menudo problema!*	*Esta es la primera vez que mi hijo golpea a otro niño. Más tarde estaba molesto y arrepentido y dijo que no volvería a hacerlo de nuevo. También estaba triste porque otro niño se estaba riendo de él. Necesita aprender otras formas de lidiar con su frustración.*
17/8/08	*Acabo de romper con mi novio y nunca voy a encontrar a nadie más. Voy a quedarme soltera y sola para siempre.*	*Ahora es un momento difícil para mí puesto que acabo de romper con mi novio. Sin embargo, esto les ocurre también a otras personas y sobreviven. Solo porque esta vez no funcionó no significa que nunca vaya a encontrar a nadie.*

Fecha	Sobregeneralización	Maneras alternativas de ver la situación

El pensamiento catastrófico

Otra distorsión cognitiva que puede conducir a la ansiedad es el pensamiento catastrófico o catastrofización, en el que se exagera o magnifica la importancia de ciertos eventos o experiencias y se predice el peor resultado posible. En este tipo de pensamiento, las características positivas de los demás pueden exagerarse, mientras que las negativas se ignoran o minimizan. Lo mismo ocurre con las situaciones que ocurren con regularidad. Por ejemplo, digamos que va al doctor debido a unos dolores de cabeza que ha estado teniendo recientemente. El doctor le dice que probablemente no sea nada, pero que quiere hacerle algunas pruebas sólo para asegurarse. Si usted comienza a tener pensamientos catastróficos, puede exagerar la situación en su mente pensando: "¡¿Qué me van a hacer algunas pruebas?! ¿Por qué querría hacerme pruebas el doctor a menos que pensara que tengo algo realmente serio? Apuesto a que tengo cáncer... tal vez un tumor cerebral. Probablemente esté muerto antes de cumplir los cincuenta años." Este es un pensamiento catastrófico porque la mayoría de los dolores de cabeza no producen cáncer ni una enfermedad grave. Los dolores de cabeza pueden estar relacionados con el estrés o muchas otras cosas, pero si empieza a tener pensamientos catastróficos, temerá lo peor y esto le creará un estrés y una ansiedad innecesarios en su vida.

¿HACE USTED UNA MONTAÑA DE UN GRANO DE ARENA?

El pensamiento catastrófico implica hacer montañas de granos de arena, lo cual sin duda puede aumentar su ansiedad y hacer más difícil que se duerma en la noche. He aquí un ejemplo: imagine que tiene un accidente de carro menor donde solamente necesita reemplazar la luz trasera izquierda. Nadie resultó herido o sea que, básicamente, todo fue bien. Sin embargo, en lugar de recordar esos detalles positivos, se centra sólo en lo negativo y la situación adquiere vida propia. Empieza a pensar: "Voy a ir al mecánico y probablemente me cobrará una fortuna por reemplazar la luz trasera. Además, me subirá el seguro. Apuesto a que habrá un informe en el periódico y todo el mundo se enterará. Probablemente me demanden por daños e intenten quitarme la casa."

Sin lugar a dudas ha convertido una situación de poca importancia en una gran catástrofe pero todo esto está solo en su cabeza. Incluso si algunas de las ideas son verdaderas (como el hecho que probablemente la tarifa del seguro le aumente, o que reemplazar la luz trasera puede ser caro), todo lo ve mucho peor de lo que corresponde a la situación, lo cual le lleva a sentir más ansiedad y frustración. Además de contribuir a su nivel diurno de estrés, esta forma de pensar puede causar una ansiedad que le mantenga despierto por la noche, por lo cual es importante ponerle fin.

CÓMO AFECTA EL SUEÑO EL PENSAMIENTO CATASTRÓFICO

Si en la mayoría de las situaciones usted tiende a pensar que probablemente ocurrirá lo peor, su pensamiento catastrófico probablemente esté afectando muchos aspectos de su vida, incluyendo su sueño. Por ejemplo, cuando pasa una mala noche y no puede dormir puede ser que piense: "No estoy durmiendo lo suficiente esta noche o sea que mañana estaré hecho un desastre en el trabajo. No seré productivo y estaré de mal humor. Mis compañeros de trabajo le dirán a mi jefe que no me desempeño bien, y puede ser que me despidan. Va a ser horrible, un día insoportable si no consigo dormir lo suficiente." Aunque estos pensamientos tengan un cierto sentido son irracionales porque probablemente hubo muchas veces en que no durmió bien y aun así se desempeñó bien en el trabajo. Quizás no se sentía tan bien como otros días pero no necesariamente estuvo de mal humor o fue especialmente propenso a cometer errores. El pensamiento catastrófico puede hacer que una situación incómoda se sienta como insoportable o imposible. Aunque puede no estar en plena forma después de pasar una mala noche, darle vueltas a esa situación y concentrarse en el peor resultado posible sólo hace que la situación le parezca peor: le incrementa la ansiedad y hace que le sea difícil concentrarse en otras cosas y esto, probablemente, lo llevará a pasar una noche aún peor de la que habría tenido sin pensar catastróficamente.

Utilice la hoja de trabajo incluida a continuación para anotar las ocasiones en que se deje llevar por el pensamiento catastrófico. Anote todos los pensamientos catastróficos que surjan en relación a la situación y, a continuación, piense en maneras alternativas de ver la situación. Al ir anotando las respuestas alternativas puede ir reemplazando los pensamientos catastróficos con una evaluación más realista lo cual le ayudará a disminuir la ansiedad. Vea a continuación un ejemplo, seguido de una hoja de trabajo en blanco que puede copiar si lo desea.

Fecha	Pensamiento catastrófico	Maneras alternativas de ver la situación
6/15	*Cuando estaba hoy en el trabajo le pedí a una colega ayuda con la computadora. Probablemente pensó que era estúpido pues no sabía lo que hacía. Me sentí incómodo y avergonzado de que ella supiera mucho más que yo.*	*Todos necesitamos ayuda en algún momento. Mi colega fue muy amable conmigo y me mostró cómo arreglar el problema. Dijo que a veces ella tiene el mismo problema con su computadora y que le ocurre a todo el mundo.*
6/16	*Esta noche, en una fiesta, resbalé y me caí frente a un montón de gente. Me sentí como un imbécil. ¡Soy tan torpe! Todo el mundo debe haber pensado que era el idiota de la fiesta.*	*El piso estaba mojado y por eso me caí. Hubo personas que después me preguntaron si estaba bien, o sea que les debía importar algo cómo me sentía. No es que me caiga a menudo ni tampoco soy particularmente torpe por lo cual no debería sentirme tan mal por este incidente.*

Fecha	Pensamiento catastrófico	Maneras alternativas de ver la situación

Los pensamientos negativos automáticos

Las personas que sufren de ansiedad o depresión suelen tener pensamientos negativos automáticos durante todo el día. Por lo general, esos son los pensamientos o imágenes que surgen en momentos de estrés o de decepciones. Por ejemplo, si le preocupa lo que otras personas piensen de usted, puede tener pensamientos negativos como "No les gusta cómo me visto," o "Probablemente están pensando que no sé de lo que hablo" cuando está con un grupo de gente. Esta manera negativa de pensar afecta la manera como se relaciona con las personas, ve el mundo a su alrededor y se imagina el futuro. Al identificar sus pensamientos negativos puede empezar a cambiarlos por otros más positivos, lo cual, a su vez, puede ayudarle a relacionarse de manera más positiva con los demás y a tener una visión más positiva del mundo que lo rodea y del futuro.

¿TIENE EL VASO MEDIO LLENO O MEDIO VACÍO?

Si a menudo tiene pensamientos negativos automáticos estos pueden estar contribuyendo de modo significativo a deteriorarle la calidad de vida. Cuando percibe la mayoría de las cosas de forma negativa puede serle difícil salirse de esa negatividad, especialmente porque los pensamientos negativos pueden estar influenciándole las emociones. Por ejemplo, si tiene un pensamiento negativo sobre una cuestión de salud puede llegar a sentir una intensa ansiedad, lo cual le elevará el ritmo cardíaco y, cuando sienta esto, pensará que es motivo de preocupación. Más adelante, mientras esté haciendo ejercicio, puede ser que interprete los fuertes latidos del corazón como una señal de que está teniendo un ataque cardíaco, por lo que sentirá todavía más ansiedad y preocupación. Probablemente deje de hacer ejercicio y se ponga a darles vueltas a sus pensamientos negativos. Como resultado de todo ello, su vida se vuelve más limitada y su salud puede convertirse en una verdadera causa de preocupación. Además, los pensamientos negativos pueden afectarle la memoria y la concentración y por consiguiente causar pensamientos incluso más preocupantes (Fennell 1998). El pensar de modo negativo puede hacerle sentir desamparado, como si no hubiera nada que pudiera hacer para cambiar o mejorar la situación. Sin embargo, esto no es cierto: casi siempre hay algo que pueda hacer para cambiar una situación. Un buen primer paso es cambiar los pensamientos negativos y empezar a pensar de modo más positivo.

COMO LE AFECTAN LA VIDA LOS PENSAMIENTOS NEGATIVOS

Los pensamientos negativos tienen efecto en su comportamiento, en cómo se lleva con otras personas y cómo reacciona a las situaciones. Por ejemplo, imagine que mañana tiene que hacer una presentación en el trabajo; está bien preparada y ha repasado sus notas muchas veces; incluso ha practicado la presentación en frente de su esposo. Cuando llega al trabajo a la mañana siguiente, se da cuenta de que se ha olvidado de traer una fotocopia para entregar que pensó que sería útil. En realidad, no la necesita para la presentación pero si empiezan a actuar sus pensamientos negativos puede ponerse a pensar: "Soy una inútil. No puedo hacer nada bien. Me olvidé de la fotocopia y ahora la presentación no me va a ir nada bien. Nunca me van a mejorar las cosas."

Los pensamientos negativos también pueden afectarle las relaciones. Es muy difícil estar junto a alguien que siempre sea negativo sobre la vida. Imagínese esta situación: Está cenando en un restaurante nuevo. Acaba de pedir la cena cuando se da cuenta de que se ha echado agua en la camisa. Sabe que no dejará mancha pero su pensamiento negativo le hace sentirse fatal. Piensa:

"Soy torpe, esto es patético, no puedo salir nunca a ningún lugar sin parecer un idiota. Esto ya me ha arruinado la noche, no sé ni por qué me molesto en salir." A partir de ese momento, en vez de disfrutar de una cena agradable fuera de casa, se pone a pensar en lo negativo. Incluso si no llega a expresar ninguno de sus pensamientos en voz alta, todavía los piensa y le afectan el estado de ánimo. Los otros lo captarán y a ellos también les influenciará la noche. No solo se sentirá mal sino que los otros no sabrán qué hacer para ayudarlo.

Si tiende a ver lo negativo de las situaciones y de las personas, siempre asume lo peor en situaciones de estrés de forma automática, o se queda dándole vueltas a los acontecimientos negativos cuando también han ocurrido acontecimientos positivos, tiene tendencia al pensar negativo. Afortunadamente, puede cambiar la manera en la que piensa. Al igual que se pueden cambiar el pensamiento de todo o nada o el pensar catastrófico, puede intentar pensar en ideas alternativas, lo cual le mejorará las emociones y el estado de ánimo y, probablemente también contribuirá a un mejor sueño.

Hoja de trabajo del pensamiento negativo

Utilice la hoja de trabajo incluida a continuación para ayudarle a empezar a identificar sus pensamientos negativos y las emociones que se asocian a ellos, así como otras maneras de ver la situación. En primer lugar, anote la fecha y a continuación describa la situación: qué ocurrió exactamente para llevarle a tener pensamientos negativos. Después, anote las emociones que sintió como resultado y numérelas en una escala del 0 al 10 según lo fuerte que sea la emoción. Seguidamente, describa sus pensamientos negativos y ordénelos, según hasta qué punto los crea, en una escala entre el 0 y 100 por cien. O sea que, si pone 90 por cien es que cree firmemente que ese pensamiento negativo es cierto. Después, incluya respuestas alternativas, más racionales, y vuelva indicar hasta qué punto las cree entre el 0 y 100 por cien. Observe si estos pensamientos alternativos pueden ayudarle a cambiar las emociones o, al menos, su intensidad. A continuación se presenta un ejemplo, seguido de una página de trabajo en blanco, que puede copiar si así lo desea.

Fecha	Situación	Emociones (0-10)	Pensamientos negativos automáticos (0-100%)	Pensamientos alternativos (0-100%)
5-5	*Estaba en el supermercado cuando me di cuenta de que me había olvidado la billetera*	*nerviosa o ansiosa: 8* *triste: 5* *enojada: 6*	*¡Qué estúpida soy! ¡Soy tan olvidadiza y desorganizada...!* *Me da mucha pena (vergüenza) y no voy a volver nunca a este supermercado. 90%*	*Todo el mundo se olvida de las cosas de vez en cuando. 50%* Salí de casa corriendo para ir a recoger a los chicos de la escuela y fui directamente al supermercado. Llegaba tarde o sea que tiene sentido que me la olvidara. 80% *Suelo ser bastante organizada y esta es la primera vez que me pasa. 75%*

Fecha	Situación	Emociones (0-10)	Pensamientos negativos automáticos (0-100%)	Pensamientos alternativos (0-100%)

Deducciones y conclusiones erróneas

Otra distorsión cognitiva que puede causarle ansiedad en la vida es deducir erróneamente. Eso quiere decir que asume que va a ocurrir algo (normalmente algo negativo) antes de tener la suficiente evidencia para apoyar esa conclusión. Algunas variaciones de este tipo de pensamiento incluyen las predicciones, predecir cómo resultará una situación antes de que ocurra, y la lectura del pensamiento, asumir que sabe lo que piensa la gente. En ambos casos se trata de deducciones que llevan a sacar conclusiones erróneas y, en el caso de la lectura del pensamiento, además no les permite a los demás la oportunidad de expresarse. Por ejemplo, está en el trabajo y tiene una pregunta para su supervisor pero le pone nervioso preguntársela porque asume que su supervisor se molestará con usted y pensará que no sabe lo que hace. Sin embargo, el no hacer la pregunta le va incrementando la ansiedad pues se siente menos seguro de lo que hace. Usted es el único que sufre en esta situación. Su supervisor podría o no molestarse con usted porque le hiciera la pregunta, pero eso no es algo que pueda saber con antelación. La única manera de saberlo es ir y preguntárselo y así verá realmente la reacción de su supervisor.

He aquí otro ejemplo de sacar conclusiones erróneas: Está en la oficina del doctor esperando a que le visite. Al entrar anotó su nombre, pero se da cuenta de que hay un par de personas que llegaron más tarde pero que entran antes que usted. Si empieza a deducir y sacar conclusiones, podría asumir que al personal de la oficina no les cae bien y están dejando que entren otras personas antes que usted a propósito (lectura de la mente). De ahí puede sacar otra conclusión y asumir que el doctor va a decirle que va a dejar de tenerlo como paciente (predicción). Mejor que sacar conclusiones, lo que puede hacer es simplemente preguntárselo al personal de la oficina. Quizás las otras personas tenían hora antes que usted y la oficina funciona por hora de cita y no de llegada, o quizás los otros pacientes tenían alguna emergencia y

(2018)   Silberman, Stephanie. Combatir el insomnio. Trad. Yolanda Gamboa Tusquets

necesitaban que se les visitara inmediatamente. En cualquier caso, no hay evidencia alguna de que su doctor le vaya a decir que tiene que dejar de ser su paciente, lo cual es muy improbable. Los consultorios médicos suelen estar llenos de gente y a menudo hay que esperar. Puede que sea molesto pero normalmente no se trata de nada personal.

El asumir ciertas conclusiones antes de tener todos los datos puede dificultar sus relaciones con los demás. Si cree que sabe lo que piensan los demás o qué intenciones tienen probablemente no le parezca necesario preguntárselo directamente. Eso puede llevarle a todo tipo de problemas. Por ejemplo, imagine que está al teléfono con una amiga y de repente se da cuenta de que ha empezado un pequeño fuego en la cocina. No tiene tiempo de explicarle lo que está ocurriendo con lo cual simplemente le dice "te llamo en un momento" y cuelga. Si su amiga es propensa a las conclusiones erróneas estará deduciendo "Vaya, se debe haber molestado cuando le mencioné la fiesta a la que fui el sábado por la noche. No sabía que no la hubieran invitado. No debería haberle dicho nada. Ahora se habrá enojado conmigo y no querrá que sigamos siendo amigas."

Sacar conclusiones puede causar ansiedad en ocasiones en las que hubiera sido completamente innecesario. En el ejemplo mencionado anteriormente, quizás a usted no le importaba en absoluto que no la hubieran invitado a la fiesta puesto que no tiene una gran amistad con la anfitriona. Además, realmente valora su amistad y no quisiera que una tontería se interpusiera. Sin embargo, al no hablar de estas cosas directamente, su amiga se ha puesto a sacar conclusiones que podrían llevar a malentendidos, a herir sentimientos, y a estrés adicional. La próxima vez que vea que va por ese camino, simplemente deténgase a sí misma e intente conseguir más información. Una vez tenga todos los hechos podrá tomar mejores decisiones basadas en la realidad y no solo en lo que le pase por la cabeza.

Hoja de trabajo de conclusiones erróneas

Utilice la siguiente hoja de trabajo para anotar sus pensamientos en situaciones en las que tiende a sacar conclusiones erróneas. Si asume que sabe los pensamientos o acciones de los demás indíquelo como LM, leer la mente. Si predice cómo saldrán las cosas, indíquelo como P, predicciones. A continuación, anote maneras alternativas de percibir la situación. Aquí tiene un ejemplo, seguido de una hoja de trabajo en blanco que puede copiar si lo desea.

fecha	conclusiones erróneas	maneras alternativas de pensar
15 Julio	*Cuando llegué al trabajo esta mañana varios de mis colegas estaban reunidos. Probablemente estaban hablando mal de mí (LM).*	*Mis colegas me preguntaron qué tal estaba y suelen ser bastante amables. No los he visto hablar de otra persona a sus espaldas o sea que no debería sacar conclusiones tan rápido.*
16 Julio	*Mi jefe me dejó un mensaje diciendo que fuera a verlo al final del día. Probablemente piense que mi último proyecto no era lo suficientemente bueno (LM/P).*	*Quizás mi jefe quiera hablar sobre mi último proyecto pero para decirme que hice un gran trabajo. O quizás solo quería saber cómo me iban las cosas. No puedo saberlo o sea que debo esperar y no sacar ninguna conclusión.*

fecha	conclusiones erróneas	maneras alternativas de pensar

CONTRARRESTE LAS DISTORSIONES COGNITIVAS

Con todas estas distorsiones cognitivas, sus pensamientos pueden parecer lógicos y factibles pero, por lo común, no son racionales. Con el catastrofismo, por ejemplo, está esperando el peor resultado posible aunque es improbable que ocurra. En los ejercicios incluidos anteriormente ha estado practicando el crear modos de pensar alternativos. Esta lluvia de ideas le ayudará a contemplar otras posibilidades. El siguiente paso para deshacerse de las distorsiones cognitivas o, por lo menos, disminuir su efecto, es sopesar la evidencia que tiene a favor y en contra de sus pensamientos. Si sus pensamientos provienen de sus propios miedos y del modo negativo como se habla a sí mismo, es probable que descubra que no hay suficiente evidencia para apoyarlos. Al concienciarse de su tendencia a sacar conclusiones que no están basadas en la evidencia puede empezar a pensar de modo más racional y reducir una ansiedad innecesaria.

Veamos más detenidamente cómo examinar la evidencia a favor y en contra de que algo ocurra. Por ejemplo, está manejando su carro y oye un ruido extraño que dura aproximadamente un segundo. Mientras sigue manejando empieza a temer que su carro esté averiado. Tal vez se haya desinflado una llanta o tal vez esté a punto de fallarle el motor. Siente que su corazón late cada vez a más velocidad y que su respiración se acelera a medida que su mente se va llenando de pensamientos negativos respecto a su capacidad de hacer frente a estas temidas posibilidades. Cuando se da cuenta de que va creciendo la ansiedad necesita examinar la evidencia a favor y en contra de sus temores.

A favor: oí un ruido extraño que duró aproximadamente un segundo. Los ruidos extraños en los carros suelen ser señal de problemas.

En contra: El carro todavía parece andar bien. Quizás pasé por un bache en la carretera o por encima de escombros. La semana pasada llevé el carro a una revisión de rutina y el mecánico me dijo que todo estaba bien, o sea que no debe de ser un problema mecánico. No hay ninguna razón por la que pudiera fallar el motor y, si una llanta se hubiera desinflado, lo notaría al manejar. Todo debe estar bien.

En este ejemplo, parece haber mucha más evidencia en contra del temor que a favor. ¿Cuál cree que debe ser la probabilidad de que alguno de estos temores sea cierto? De hecho, es muy baja, probablemente inferior a un 10 por ciento.

También vale la pena que observe su capacidad de enfrentarse con las cosas que teme. Llegar a una evaluación más realista de su capacidad de enfrentarse a la peor situación posible puede reducir la intensidad del momento. En este caso concreto, podría decirse a si mismo: "Es muy poco probable que falle el motor. Mi carro tiene solo dos años y justo la semana pasada lo llevé a revisar y hacer el mantenimiento. Incluso una llanta desinflada, que es más común, no sería tan grave. De hecho, una vez se me desinfló una llanta mientras manejaba. Estaba muy nervioso pero logré salirme al arcén sin peligro y pedí ayuda por teléfono. O sea que, si volviera a ocurrirme, podría llamaría a un mecánico local o a un amigo para que me ayudara o quizás incluso podría intentar cambiarla yo mismo. Logré enfrentarme a mis temores y salir adelante la última vez que se me desinfló una llanta, o sea que no hay razón para creer que en esta ocasión sería diferente."

Hoja de trabajo de pensamientos irracionales

La hoja de trabajo incluida a continuación le ayudará a evaluar la probabilidad de que sus temores se vuelvan realidad y le permitirá explorar su capacidad de enfrentarse a lo que teme en caso de que ocurriera. En primer lugar, describa la situación que le hizo empezar a sentirse ansioso. A continuación, escriba lo que teme que ocurra. En las siguientes dos columnas anote la evidencia a favor y en contra de que lo que teme resulte ser cierto. Tómese un tiempo para evaluar la evidencia a favor y en contra y entonces asigne un porcentaje de acuerdo con lo realista que sea que la situación que teme ocurra. Finalmente, imagine que lo que teme de hecho ocurre y evalúe su capacidad de enfrentarse a esa situación.

Situación	Lo que teme que ocurrirá	Evidencia a favor de que ocurra el evento que teme	Evidencia en contra de que ocurra el evento que teme	Probabilidad (0-100%)	Evaluación de su capacidad de enfrentarse a la situación
Manejaba mi coche y oí un ruido.	Se me desinflará una llanta o fallará el motor.	Que se desinfle una llanta es algo que puede ocurrir en cualquier momento y ya me ocurrió en el pasado.	Acabo de llevar el coche al mecánico y no había ningún problema. Seguí manejando y no parecía que hubiera ningún problema con el coche. A veces los coches hacen ruiditos incluso cuando no hay nada que esté mal. Si se hubiera desinflado una llanta lo habría notado al manejar y habría sabido que fallaba el motor enseguida pues el coche habría dejado de andar.	Menos de un 5 por ciento.	Podría solucionar un problema con una llanta como lo hice en el pasado. Podría llamar a un amigo, ir al mecánico o incluso arreglar la yo misma. Por lo general, sería capaz de manejar esta situación bastante bien.

Situación	Lo que teme que ocurrirá	Evidencia a favor de que ocurra el evento que teme	Evidencia en contra de que ocurra el evento que teme	Probabilidad (0-100%)	Evaluación de su capacidad de enfrentarse a la situación

PENSAMIENTOS INCONTROLABLES

Otro patrón de pensamiento que puede empeorar la ansiedad son los pensamientos incontrolables. Son pensamientos que, simplemente, no se detienen. Pueden ser sobre casi cualquier cosa: lo que hizo durante el día, conversaciones que tuvo, música que escuchó, algo que vio en la televisión, alguna preocupación, etc. Estos pensamientos ocurren a gran velocidad y sin inhibiciones. Es decir, vienen y van sin parar. Si esto es algo que le preocupe, puede probar con un par de técnicas para calmar la mente: técnicas de distracción y técnicas para detener el pensamiento.

Técnicas de distracción

Hay un gran número de técnicas de distracción diferentes que puede intentar practicar cuando tenga pensamientos incontrolables: pensar en buenos recuerdos, hacer ejercicios mentales, dedicarse a actividades absorbentes, enfocarse en un objeto en particular e incrementar su conciencia sensorial (Fennell 1998). Veámoslas a continuación.

Pensar en buenos recuerdos puede ayudarle a reducir los pensamientos incontrolables y la ansiedad. Piense en recuerdos positivos del pasado como por ejemplo una fiesta en la que lo pasó muy bien o unas vacaciones. Deténgase a rememorar cuidadosamente cómo se divirtió y lo feliz y relajado que estaba. A continuación concéntrese en los detalles: ¿Dónde estaba? ¿Quién más había allí? ¿Recuerda estar sonriendo o riendo gran parte del tiempo? Otra cosa en la que puede pensar es en una buena película que haya visto: intente recordar los nombres de los personajes, o diferentes escenas que le gustaron en particular. O también puede pensar en un libro con el que haya disfrutado recientemente. Cualquiera que sea el tema que escoja, intente recordar los detalles.

Hacer ejercicios mentales puede ser de ayuda pues tiene que poner toda su atención para hacerlos. Por ejemplo, intente pensar en el mayor número de países o ciudades que pueda que empiecen con la letra A. Después haga lo mismo con la letra S, y así seguidamente. Escoja cualquier letra y concéntrese en la tarea; otro ejemplo es contar del uno al cien de tres en tres, o hacer cálculos matemáticos en la cabeza y otro es intentar recordar las letras de algunas de sus canciones favoritas. Cuandoquiera que esté concentrado en este tipo de ejercicio mental no podrá preocuparse ni abrumarse ni por pensamientos incontrolables ni por la ansiedad.

Dedicarse a actividades absorbentes significa actividades que le ocupen a la vez cuerpo y mente (Fennell 1998). Por ejemplo, puede hacer Sudoku, crucigramas, o actividades de tipo físico. Ciertos tipos de ejercicio no ocupan tanto la mente por lo cual no son de ayuda para detener los pensamientos incontrolables. Nadar y salir a correr (o hacer "jogging") suelen ser actividades más monótonas que no requieren mucha concentración mental. Sin embargo, los deportes que sí requieren estar pensando como el tenis, el baloncesto, el squash, o el fútbol pueden ser útiles. Hacer ejercicio siguiendo un video también es buena idea pues le ocupa cuerpo y mente. El tener que prestar atención al video y seguir los ejercicios puede ayudar a reducir los pensamientos incontrolables.

Enfocarse en un objeto en particular significa tener toda su atención en un objeto concreto. Debe darse a sí mismo una descripción detallada del objeto: ¿Qué es? ¿De qué color es? ¿Dónde está? ¿Para qué sirve? ¿De qué tamaño es? ¿Tiene olor? ¿De qué material está hecho? Como ve, las posibilidades de describirlo son ilimitadas. Por ello, enfocarse en un objeto de este modo es especialmente útil para reducir los pensamientos incontrolables al encontrarse en una situación que le provoque ansiedad.

Incrementar su conciencia sensorial significa concentrarse en todo lo que le rodea usando todos los sentidos: el sabor, el tacto, el olor, el sonido y la vista. Intente volverse extremadamente consciente de todo lo que le rodea así como de su propio cuerpo. Intente sentarse en una silla y mirar a su alrededor: ¿Qué ve? ¿Qué oye? ¿Cómo siente el cuerpo? ¿Tiene alguna sensación de sabor en la boca? ¿Huele algo? El anclarse de este modo en sus sentidos y su alrededor puede ayudarle a calmar los pensamientos incontrolables y la ansiedad. Además, puede implementarlo en cualquier lugar y casi en cualquier situación.

Técnicas para detener el pensamiento

La idea de detener el pensamiento es lograr detener todo pensamiento incontrolable o que sea causa de ansiedad o perturbación, en el momento en que está ocurriendo. Hay dos técnicas diferentes; intente ambas y vea cuál le va mejor. He aquí la primera técnica: cada vez que a su mente llegue un pensamiento preocupante diga "¡Deténgase!" ya sea para sí mismo o en voz alta. Al mismo tiempo, imagine una enorme señal de STOP en la cabeza. El pensamiento que le preocupa debería desaparecer al menos unos segundos. Después de decir "¡Deténgase!" intente pensar en algo positivo, como un paisaje apacible o algo divertido que hizo recientemente. La segunda técnica para detener el pensamiento requiere llevar una goma elástica en la muñeca.

Cada vez que le llegue a la mente un pensamiento negativo, intrusivo o inquietante tire de la banda elástica y suéltela. De nuevo, puede ser de ayuda asociar este gesto a una señal de "stop." Al igual que con la primera técnica, ésta elimina el pensamiento que le preocupa, al menos temporalmente. Después de dejar ir la goma, intente encontrar un pensamiento positivo, una alternativa que reemplace el pensamiento que le resultó inquietante.

TEMORES RELACIONADOS CON EL SUEÑO Y CREENCIAS DISFUNCIONALES

Las personas tienen miedos de diferentes tipos: miedo a morir, miedo a perder el control, miedo a pasar vergüenza o pena frente a los demás, miedo a caer enfermas, miedo a perder a un ser querido y muchos otros más. Es posible que tenga también otros temores, ya sean relacionados con sus hijos, sus padres, sus amigos, su situación económica y, por supuesto, su sueño. Aun cuando el miedo puede ser una reacción natural a ciertas situaciones y circunstancias, también puede provenir de la inseguridad o falta de certeza respecto al futuro pero, cualquiera que sea la causa, los miedos pueden hacerle sentir ansiedad o preocupación y también pueden tomar vida propia e impactarle la vida de modo negativo.

Si no trabaja con sus temores y los soluciona, pueden prevenirle de hacer ciertas cosas o de disfrutar de muchos aspectos de su vida. Tal como aprendió en el ejercicio anterior, es importante determinar si sus temores están basados en la realidad. ¿Existe evidencia que los apoye? Examinar sus miedos le ayudará a reducir su ansiedad en general y, por consiguiente, probablemente también le ayude a dormir mejor.

Además, es importante que evalúe sus ideas sobre el sueño no sea que le estén empeorando el insomnio. Por ejemplo: ¿Tiene expectativas poco realistas respecto a su sueño? ¿Cree que debe dormir ocho horas a fin de funcionar perfectamente bien al día siguiente? De ser así, sería de ayuda observar la evidencia que existe de esta creencia, al igual que examinó la evidencia a favor y en contra de ciertos temores en el ejercicio anterior.

La manera cómo concibe el sueño sin duda le afecta el comportamiento y el estado de ánimo. Por ejemplo, si cree que dormir poco o mal una noche le impactará el modo en que se desempeñe en su trabajo al día siguiente, puede ser que se sienta enojado o irritable, o que sienta ansiedad solo con pensarlo. Si en medio de la noche se le ocurren estas ideas probablemente lo mantendrán despierto. Si sigue con esta idea al día siguiente cuando esté en el trabajo, probablemente se sienta frustrado y alterado, incluso si está haciendo su trabajo perfectamente bien. De manera similar, si empieza a preocuparse de su sueño después de cenar y predice que pasará otra mala noche, sin apenas dormir, puede sentirse impotente, sin control, inquieto, o aprensivo (Morin 1993). Estas emociones pueden hacer que su problema con el sueño sea peor esa noche. Quién sabe, quizás no habría tenido ningún problema al dormir si no se hubiera estado preocupando antes. No olvide que las emociones afectan el comportamiento, incluyendo la capacidad de dormir y permanecer dormido.

Creencias y actitudes disfuncionales sobre el sueño (DBAS)

A fin de evaluar sus creencias y actitudes disfuncionales sobre el sueño, rellene el cuestionario que se incluye a continuación, elaborado por el Dr. Charles Morin (1993), sobre creencias comunes en relación al sueño.

A continuación se incluyen varias afirmaciones que reflejan las creencias y actitudes que tiene la gente sobre el sueño. Indique hasta qué punto está ud. de acuerdo o no con cada afirmación. No hay respuestas correctas o incorrectas. Para cada afirmación, marque con un círculo el número que corresponda a su propia *creencia personal*. Responda, por favor, a todas las preguntas, incluso si algunas no se aplican directamente a su situación.

Completamente en desacuerdo										Completamente de acuerdo
0	1	2	3	4	5	6	7	8	9	10

1.   Necesito dormir ocho horas para sentirme revitalizado y funcionar bien durante el día.

0	1	2	3	4	5	6	7	8	9	10

2.   Cuando una noche no duermo lo suficiente, al día siguiente tengo que ponerme al día con mis horas de sueño o bien haciendo una siesta, o bien durmiendo más la noche siguiente.

0	1	2	3	4	5	6	7	8	9	10

3.   Me preocupa que el insomnio crónico me afecte seriamente la salud.

0	1	2	3	4	5	6	7	8	9	10

4.   Me preocupa perder el control de mi capacidad de dormir.

0	1	2	3	4	5	6	7	8	9	10

5.   Tras una noche de dormir poco o mal, sé que eso va a interferir en mis actividades diarias ese día.

0	1	2	3	4	5	6	7	8	9	10

6.   Para estar alerta y funcionar bien durante el día creo que es mejor que me tome una píldora para dormir a que duerma mal.

0	1	2	3	4	5	6	7	8	9	10

7. Cuando estoy irritable, deprimida, o inquieta durante el día suele ser porque no dormí bien la noche anterior.

0	1	2	3	4	5	6	7	8	9	10

8. Cuando duermo mal una noche sé que me afectará el horario de sueño de toda la semana.

0	1	2	3	4	5	6	7	8	9	10

9. Si no duermo bien apenas puedo funcionar al día siguiente.

0	1	2	3	4	5	6	7	8	9	10

10. Nunca puedo predecir si dormiré bien o mal esa noche.

0	1	2	3	4	5	6	7	8	9	10

11. Tengo muy poca capacidad para lidiar con las consecuencias negativas del sueño interrumpido.

0	1	2	3	4	5	6	7	8	9	10

12. Cuando estoy cansado, no tengo energía, o simplemente no puedo funcionar bien durante el día, por lo general es porque no dormí bien la noche anterior.

0	1	2	3	4	5	6	7	8	9	10

13. Creo que el insomnio es debido a un desarreglo químico.

0	1	2	3	4	5	6	7	8	9	10

14. Siento que el insomnio me está arruinando la posibilidad de disfrutar de la vida y que me impide hacer lo que quiero hacer.

0	1	2	3	4	5	6	7	8	9	10

15.   La medicación probablemente es la única solución para el insomnio.

0	1	2	3	4	5	6	7	8	9	10

16.   Evito o cancelo obligaciones familiares o sociales si he dormido mal por la noche.

0	1	2	3	4	5	6	7	8	9	10

Copyright C. Morin, 1993

¿Encontró que estaba de acuerdo con muchas de las afirmaciones del DBAS? De ser así, tiene algunas concepciones inadecuadas respecto al sueño lo que significa que el modo en el que evalúa su propio sueño es probablemente negativo, lo cual no hace otra cosa que empeorar la situación. A fin de ayudarle a cambiar estas creencia, veamos detenidamente la idea problemática contenida en cada afirmación.

La creencia número 1 afirma: "Necesito dormir ocho horas para sentirme revitalizado y funcionar bien durante el día." Si está de acuerdo con esta afirmación, tiene una idea errónea respecto al número de horas de sueño que necesita por noche. Como ya mencioné anteriormente, muchas personas necesitan menos de ocho horas para sentirse frescas, revitalizadas y funcionar bien durante el día y algunas personas necesitan más de ocho horas. Puesto que el sueño es una cuestión de necesidad individual, no se pueden hacer generalizaciones como ésta. Piense si hubo noches en las que durmió seis o siete horas y aun así se sintió bien y funcionó bien al día siguiente. No se aferre a la idea errónea de que necesita ocho horas sea como sea. Esto solo le puede llevar a sentir más ansiedad al irse a dormir y empeorar su problema con el sueño.

La creencia número 2 afirma: "Cuando una noche no duermo lo suficiente, al día siguiente tengo que ponerme al día con mis horas de sueño o bien haciendo una siesta, o bien durmiendo más la noche siguiente." Si está de acuerdo con esta afirmación, cree que debe ponerse al día después de una mala noche. De hecho, hacer la siesta puede empeorar el problema del sueño pues solo necesita una cierta cantidad de horas en un período de veinticuatro horas. Igualmente, si duerme más de lo habitual la noche siguiente, le será más difícil dormir dos noches después. Es preferible mantener el mismo horario de sueño-vigilia, o de acostarse y despertarse, independientemente de cuántas horas haya dormido la noche anterior.

La creencia número 3 afirma: "Me preocupa que el insomnio crónico me afecte seriamente la salud." Esta no es una creencia del todo incorrecta pues la falta de sueño crónica conduce a problemas de salud. Sin embargo, muchas personas con insomnio pasan demasiado tiempo preocupándose por estos asuntos lo cual no hace más que empeorar su situación. En vez de preocuparse por las posibles consecuencias que pueda tener para la salud, es preferible enfocarse en maneras de hacer disminuir la ansiedad, mejorando así el sueño en general y, de ahí, la salud.

La creencia número 4 afirma: "Me preocupa perder el control de mi capacidad de dormir." Si está de acuerdo con esta afirmación, probablemente no crea que tiene control sobre su propio sueño. Sin embargo, su comportamiento y sus acciones le afectan el sueño. Si piensa que puede perder el control de su capacidad de dormir, eso implica que lo que hace o piensa durante el día no le afecta el sueño y que, en definitiva, está fuera de su control. Esto simplemente no es cierto. Sí que está en control de su sueño y el efectuar cambios positivos en su comportamiento y reducir su nivel de ansiedad pueden ayudarle a dormir mejor por la noche.

La creencia número 5 afirma: "Tras una noche de dormir poco o mal, sé que va a interferir en mis actividades diarias ese día." Aunque se sienta un poco más cansado al día siguiente, probablemente podrá funcionar a lo largo del día. De hecho, mucha gente que padece de insomnio niega que su funcionamiento durante el día se vea perjudicado. Aunque varía de persona a persona y depende de las circunstancias, no es buena idea reflexionar demasiado sobre esta creencia. Pensar que le afectará las actividades del día siguiente vuelve más probable que esté más cohibido y sea más consciente de sí mismo y de todo lo que hace. Si bien puede sentirse frustrado debido a una mala noche, probablemente pueda funcionar perfectamente bien al día siguiente. Es preferible no darle demasiadas vueltas a esto.

La creencia número 6 afirma: "Para estar alerta y funcionar bien durante el día es mejor que me tome una píldora para dormir a que duerma mal." Sin embargo, como las píldoras para dormir pueden tener un efecto de resaca, puede que se sienta más somnoliento y desorientado al día siguiente que más alerta. Además, muchos estudios han demostrado que las píldoras para dormir pueden de hecho reducir su desempeño y su funcionamiento al día siguiente o sea que, si piensa que le irá mejor con píldoras, puede ir replanteándoselo. Recuerde: una pastilla para dormir no siempre equivale a una buena noche, o sea que es importante que antes de tomarla considere los pros y los contras.

La creencia número 7 afirma: "Cuando estoy irritable, deprimido, o inquieto durante el día suele ser porque no dormí bien la noche anterior." Si está de acuerdo con esta afirmación, está poniendo demasiado énfasis en el efecto que pueda tener una mala noche en su estado de ánimo. Si bien la falta de sueño puede contribuir a hacerle sentir irritable, deprimido, o inquieto durante el día, también hay muchos otros factores que pudieran ser la causa. Podría tratarse de algún acontecimiento durante el día, o podría ser que sufriera de un trastorno del estado de ánimo independiente, sin relación alguna con su trastorno del sueño. En el último caso, puede sentirse irritable, deprimido, o inquieto independientemente del número de horas que haya dormido la noche anterior. Si lo piensa bien, probablemente se le ocurran muchas otras razones que puedan haber contribuido a que se sienta de este modo.

La creencia número 8 afirma: "Cuando duermo mal una noche sé que me afectará el horario de sueño de toda la semana." Dormir mal una noche no tiene por qué afectar el horario del resto de la semana y si cree que lo hará, está juzgando la situación de modo catastrófico. En vez de verlo así, puede ver una noche de dormir mal como una señal de que debe tomar control de su sueño el resto de la semana. Eso significa seguir una buena higiene del sueño, incorporar ejercicios de relajación a diario, ajustarse a su horario de dormir y despertar, y seguir las indicaciones del control de estímulos tales como no permanecer en cama más de quince minutos cuando esté completamente despierto. Combatir el insomnio es un proceso en el que está totalmente involucrado y no hay razón para creer que dormir mal una noche le va a arruinar la semana.

La creencia número 9 afirma: "Si no duermo bien apenas puedo funcionar al día siguiente." De modo similar a como ocurre con otras creencias erróneas de este cuestionario, estar de acuerdo con esta concepción significa que probablemente esté exagerando los efectos de una mala noche. Lo más probable es que funcione sin problemas al día siguiente o sea que obsesionarse con ello solo lo hará sentir peor. Intente recordar otras veces en que funcionó bien después de dormir mal la noche anterior. ¿Qué evidencia tiene de que no vaya a poder ser así en esta ocasión?

La creencia número 10 afirma: "Nunca puedo predecir si dormiré bien o mal esa noche." Si está de acuerdo con esta afirmación, probablemente aún no haya empezado a mantener un registro de sueño. Cuando lo haga, verá que a menudo hay otras razones por las que pasa una buena o mala noche. Una vez descubra lo que le hace dormir mejor o peor puede empezar a implementar cambios que lo ayuden a dormir mejor.

La creencia número 11 afirma: "Tengo muy poca capacidad para lidiar con las consecuencias negativas del sueño interrumpido." Esta creencia errónea revela que siente que no tiene control de sus acciones ni de sus pensamientos durante el día. Sin embargo, sí que está en control y además puede manejar las consecuencias de pasar una mala noche. Cuando se pone a pensar que no hay nada que pueda hacer se siente indefenso y, como resultado, puede que no quiera ni intentar hacer nada respecto a ello. Una mejor manera de abordar la situación es recordar que sí tiene la capacidad de manejar las consecuencias de una noche de dormir mal, como también la tiene de manejar otros asuntos que le causan estrés (el capítulo 9 ofrece sugerencias para combatir el estrés diario).

La concepción número 12 afirma: "Cuando estoy cansado, no tengo energía, o, simplemente, no puedo funcionar bien durante el día, por lo general es porque no dormí bien la noche anterior." Hay múltiples razones por las que puede sentirse cansado, que le falta energía, o que no funciona bien durante el día y no todas tienen que ver con el dormir. Por ejemplo, el estar enfermo puede afectarle la resistencia y cómo se siente durante el día. De igual modo, si trabajó mucho el día anterior, sin apenas descanso ni tiempo para desconectar, quizás todavía se sienta agotado. Ciertas medicaciones pueden afectarle el nivel de energía. Además, el estar sentado por períodos prolongados de tiempo también puede hacerle sentirse cansado por lo que necesita levantarse y moverse un poco. Aunque no parezca lógico, el ejercicio ayuda a mejorar la energía. Es buena idea pensar en otras razones por las que pueda sentirse cansado durante el día en vez de atribuirlo siempre a dormir mal por la noche.

La creencia número 13 afirma: "Creo que el insomnio es debido a un desarreglo químico." Esto, pues simpleménte no es verdad. Los estudios realizados sobre el sueño no apoyan la idea de que las personas que padecen de insomnio tengan algún tipo de desarreglo químico. Además, si está de acuerdo con esta idea, probablemente cree que el insomnio está fuera de su control y que la única solución son las pastillas para dormir. De hecho, en la mayor parte de los casos, el insomnio es debido a una combinación de conductas e ideas que condicionan a la persona a dormir mal. El cambiar estas conductas e ideas puede cambiar su condicionamiento y combatir el insomnio.

La creencia número 14 afirma: "Siento que el insomnio me está arruinando la posibilidad de disfrutar de la vida y que me impide hacer lo que quiero hacer." Esta es una idea errónea pues el insomnio no le impide disfrutar la vida y hacer lo que quiere hacer. Cada vez que decide no salir con sus amigos, no salir a cenar con su pareja, no jugar afuera con sus hijos, o no unirse a sus colegas a tomar algo al salir del trabajo, es su propia decisión. Si cree que salir le impedirá dormir bien esa noche o si decide que no está de humor para eso ya que no durmió bien la noche anterior, está permitiendo que el insomnio controle sus decisiones. Sin embargo, tal vez descubra que duerme mejor cuando hace las cosas que le gustan y que salir con amigos o familia puede distraerlo y hacer que deje de preocuparse del insomnio. En vez de rechazar las oportunidades que se le presenten, debería empezar a disfrutar más de la vida y observar si le ayuda a dormir mejor.

La creencia número 15 afirma: "La medicación probablemente es la única solución para el insomnio." Esta es una idea ciertamente disfuncional y errónea pero que mucha gente comparte. En cierto modo, la causa de esta idea es que las compañías farmacéuticas han hecho un excelente trabajo con la publicidad dirigida a los consumidores como usted mismo. Además, muchos médicos especializados en medicina general no aprenden lo suficiente sobre la medicina del sueño con lo cual no son conscientes de que hay tratamientos mejores. La Academia Americana de la Medicina del Sueño (American Academy of Sleep Medicine) recomienda una intervención de tipo psicológico y conductista, tanto para el tratamiento del insomnio primario como secundario, dada su probada eficacia, según han demostrado pruebas de investigación bien diseñadas (Morgenthaler et al. 2006). Las píldoras para dormir ciertamente no son la única solución para el insomnio.

La creencia número 16 afirma: "Evito o cancelo obligaciones familiares o sociales si he dormido mal por la noche." Si evita o cancela obligaciones familiares o sociales por haber dormido mal una noche, de hecho está echando a perder oportunidades de ayudarle a dormir mejor. Es preferible que mantenga una vida lo más normal posible, independientemente de cuántas horas duerma cada noche. De nuevo, si empieza a cancelar actividades debido a la la falta de sueño, está permitiendo que el insomnio le controle la vida. Si se queda en casa o pasa más tiempo solo, es probable que le dé más vueltas a su problema del sueño y eso solo le incrementará la ansiedad. Haga un verdadero esfuerzo por disfrutar más de la vida. No quiere tener que perderse oportunidades sociales y familiares debido al sueño.

Cuando Susana le contó a una amiga sobre lo ansiosa y preocupada que se sentía, su amiga le sugirió que buscara ayuda. Susana estaba de acuerdo con que necesitaba hacer algo para mejorar su estado de ánimo y su bienestar en general. Fue a un par de sesiones de terapia cognitivo conductual y aprendió algunas técnicas importantes para reducir la ansiedad. Continuó progresando al asistir a un grupo de apoyo para la ansiedad cada semana y hacer ejercicios de un manual de auto-ayuda. Aprendió que podía controlar sus pensamientos negativos automáticos al concebir otros pensamientos diferentes, más positivos, y usar técnicas de distracción y para detener el pensamiento. También empezó a darse cuenta de que tenía la tendencia a llegar rápidamente a conclusiones negativas sobre situaciones en las que se encontraba. Al darse tiempo para reflexionar y hacerse las preguntas adecuadas, tanto sobre sí misma como sobre los demás, empezó a darse cuenta de que podía evitar mucha confusión y ansiedad innecesarias. Si bien el combatir un modo erróneo de pensar es un proceso que toma tiempo, Susana ya nota que se le ha empezado a reducir la ansiedad a la hora de acostarse. Ya no se queda tendida en cama, preocupándose por todos sus problemas, sino que se centra en pensamientos que le calmen y le den paz y de este modo reserva un poco de tiempo cada día para trabajar en controlar su ansiedad. No solo se siente mejor física y emocionalmente sino que también sus relaciones van mejorando, lo cual está teniendo un verdadero impacto en su vida.

RESUMIENDO

La manera en la que piensa le afecta el estado de ánimo y su visión del mundo en general. Al aprender a corregir distorsiones cognitivas, a reducir los pensamientos acelerados y a evaluar sus temores de modo realista, se sentirá mejor durante el día, lo cual tendrá un impacto positivo en cómo se siente de noche y, por consiguiente, le ayudará a dormir mejor. Es de particular importancia que cambie cualquier idea errónea que tenga sobre el sueño pues le puede mantener atrapado en patrones de pensamiento y de conducta que, en definitiva, son contraproducentes para su sueño y su bienestar general.

(2018)   Silberman, Stephanie. Combatir el insomnio. Trad. Yolanda Gamboa Tusquets   249

CAPÍTULO 9

Controle el estrés diario y mantenga un estilo de vida saludable

Chris es abogado y tiene un puesto muy estresante y mucho trabajo. A los cuarenta cinco años le han hecho socio del gabinete de abogados y siente presión de los demás para seguir siempre con éxito. Tiene cuatro hijos, de dos a diez años, y los que están en edad de ir a la escuela van a una escuela privada muy costosa. Su esposa dejó de trabajar hace años para ocuparse de los hijos, o sea que toda la responsabilidad financiera respecto a la familia recae sobre él. A Chris esto no le importa porque tanto su esposa como él creen que es lo mejor, pero hay veces en que desearía que entraran dos salarios en la casa. Chris suele trabajar hasta tarde y llegar hacia las ocho o nueve de la noche. Extraña el cenar con su familia pero le resulta difícil llegar a casa antes. Los fines de semana intenta ocuparse de facturas y tareas caseras pendientes y de pasar tiempo con sus hijos. Dejó de hacer ejercicio hace años pues siente que no le quedan horas al día. Bebe varios cafés por la mañana, se salta el desayuno y normalmente se bebe un par de cafés más a la hora de comer. Ordena el almuerzo de restaurantes locales y normalmente come en en la oficina mientras sigue trabajando. Aparte de asistir a algunos eventos de la compañía, no sale mucho con su esposa ni pasan mucho tiempo juntos simplemente disfrutando el uno del otro. Cuando llega la noche y se acuesta se queda pensando en todo lo que tiene que hacer al día siguiente. Chris está estresado la mayor parte del tiempo pero no ve el modo de cambiar y piensa que quizás solo sea parte de lo que conlleva ser un abogado de alto calibre.

La historia de Chris no es nada fuera de lo normal. En nuestra cultura, donde todo es tan acelerado, muchos de nosotros nos sentimos estresados a diario. Esta epidemia del estrés puede ser, en parte, la responsable de la actual proliferación de problemas con el sueño. Dado que el estrés que siente durante el día le afecta por la noche, este capítulo le ayudará a manejar su estrés diario de un modo saludable. Si va incorporando técnicas para combatir el estrés en su rutina diaria, es menos probable que las preocupaciones le sigan afectando hasta la hora de acostarse.

Las habilidades para afrontar el estrés son de dos tipos, conductuales y cognitivas. Los

acercamientos de tipo conductual incluyen hacer ejercicio, encontrar tiempo para relajarse,

comer bien, e incluso tomarse un tiempo de descanso cuando sea necesario mientras que los

acercamientos de tipo cognitivo, por su parte, incluyen dejar a un lado tiempo para preocuparse y

buscar el apoyo de familia y amigos. Este capítulo le ayudará a manejar mejor el estrés durante el

día para que no lo mantenga despierto de noche.

TÉCNICAS CONDUCTUALES

Aprender a manejar su estrés diario de modo más saludable probablemente va a requerir cambiar

algunos de sus comportamientos actuales. Por ejemplo, si normalmente reacciona a situaciones

de estrés de maneras poco saludables, que le hacen sentir peor al final, eso significa que hay

espacio para mejorar el modo en que lleva el estrés. Las diferentes técnicas son más o menos

efectivas para diferentes personas, o sea que intente todas las sugerencias de este capítulo hasta

ver cuáles le funcionan mejor. Algunos de estos cambios de comportamiento serán más difíciles

de implementar que otros, pero se debe a si mismo el darle a cada uno de ellos la oportunidad de

funcionar.

Ejercicios de relajación

El incorporar ejercicios de relajación a su rutina diaria puede reducir el estrés y ayudarle a

manejar mejor las situaciones difíciles que se le presenten. Por ejemplo, los ejercicios de

respiración profunda son una manera excelente de volver más lento su ritmo respiratorio, que aumenta cuando se siente estresado, y de centrarse en sentirse relajado y en paz. La próxima vez que sienta que empieza a inquietarse, le aumenta la ansiedad, o se preocupa de algo, tómese cinco minutos para practicar la respiración profunda. Después de ello se debería sentir más relajado y capaz de centrarse en el asunto que le ocupa. Lo mismo se aplica a todos los ejercicios del capítulo 5. El practicar la visualización guiada o la relajación progresiva de los músculos puede ayudarle a sentir menos estrés durante el día. Si trabaja, el descanso de la hora del almuerzo es un buen momento para poner en práctica ejercicios de relajación y, asimismo, hacer estos ejercicios por la tarde después de un día de estrés es un buen modo de apaciguar la mente y de tomarse unos diez o quince minutos para sí mismo.

Una dieta saludable

Comer bien puede ayudarle a manejar mejor el estrés. Los alimentos saludables le proporcionan energía natural y resistencia mientras que los poco saludables le hacen sentir agotado y falto de energía. Muchas personas manejan el estrés comiendo pero en estas situaciones no suele tratarse de comida saludable. Quizás opten por la caja de galletas, la bolsa de patatas chips, o una bebida con alto contenido de azúcar. Si bien manejar el estrés comiendo comida basura es muy común, no es buena idea: le llena de calorías vacías a fin de que no le apetezcan tanto los alimentos ricos en nutrientes que son esenciales para el funcionamiento óptimo de su cuerpo y mente; le ayudan a incrementar la probabilidad de ganar peso; y, tal vez lo peor de todo, el comer comida basura cuando está estresado tiende a tener el efecto contrario al deseado pues los azúcares, la sal, las grasas y la cafeína añadidos a estos productos, de hecho le hacen sentir aún más estresado (Magee 2004).

Si la única razón por la que come es el estrés, lo mejor es que evite comer hasta que tenga hambre. Pero si realmente tiene hambre, coma algo saludable como los alimentos incluidos a continuación a modo de sugerencia. Son mejor opción que la comida basura y le devolverán la energía al cuerpo cuando lo necesite:

- zanahorias u otras verduras crudas con hummus, crema vegetal, o salsa

- pan de pita con hummus o crema de berenjenas

- una barrita de Granola

- frutos secos (a ser posible sin sal o con contenido bajo de sal)

- fruta fresca o desecada

- mantequilla de cacahuete con crackers o barritas de apio

- un mini bagel de centeno o varios cereales con mantequilla de cacahuete o queso crema de bajo contenido graso

Para evitar la necesidad de comer entre horas empiece cada día de la manera correcta, con un buen desayuno. Es por algo que tantos expertos en nutrición consideran que el desayuno es la comida más importante del día: desayunar pone en marcha el metabolismo y estabiliza el nivel de azúcar en la sangre. Si no ha comido desde la noche anterior, el cuerpo está en ayunas y necesita rellenar la energía de alimentos saludables. Si bien otras comidas también son importantes, quedarse sin desayunar hace que tenga menos energía durante el día.

Para gozar de una salud y un bienestar óptimos y una energía estable a lo largo del día, la mayoría de los expertos recomienda comer alimentos ricos en proteínas e hidratos de carbono complejos y particularmente verdura y fruta fresca, legumbres, y productos integrales (Kemper and Shannon 2007). Alimentos ricos en proteína son, por ejemplo, la soja, los productos lácteos y la carne; los hidratos de carbono complejos se encuentran en los vegetales, las legumbres, los cereales y el pan o la pasta de cereales o harina integral. Los productos integrales tienen un perfil nutricional mejor que los de harina refinada pues contienen más fibra y por ello son una mejor opción. Además, puesto que se tarda más en digerir los hidratos de carbono complejos éstos proporcionan una fuente de energía constante y limitan la cantidad de azúcar que se convierte en grasa y se acumula en el cuerpo. Los hidratos de carbono refinados que se encuentran en la harina blanca refinada, otros cereales refinados y alimentos con un alto contenido de azúcar como las tortas, los dulces y las galletas, inmediatamente dejan ir el azúcar que penetra en la sangre con lo cual alteran el nivel de azúcar en la sangre e incrementan la posibilidad de que el cuerpo convierta todo ese azúcar en grasa, especialmente si se come mucho de este tipo de comida de una vez.

Vea a continuación algunas ideas para comer de modo más saludable y así reducir el estrés.

Empiece cada día con un buen desayuno. Un inicio saludable del día consiste en cereales integrales y yogur bajo en grasas con fruta, o una tostada con una porción de queso o un huevo, o ambos. Al desayunar es menos probable que tenga mucha hambre más tarde.

Aliméntese de comidas equilibradas a lo largo del día. El cuerpo necesita nutrientes de diversas fuentes o sea que intente incorporar diferentes frutas y verduras en sus comidas, además de frutos secos, productos integrales y proteína. El comer comidas equilibradas y nutritivas reduce la necesidad de ingerir comida basura y mejora el estado de ánimo y el nivel de energía.

Vaya preparado con tentempiés saludables durante el día. Eso significa que debe llevar bocaditos consigo al trabajo o cuando esté fuera de casa. Si tiene tentempiés saludables como frutos secos, fruta fresca o desecada, barritas de zanahoria, barritas de granola integrales, yogur, o vegetales crudos es menos probable que se incline por galletas, patatas chips, una chocolatina o una bebida con alto contenido de azúcar. Intente eliminar la comida basura que tiene en su casa y reemplazarla por bocadillos más saludables. No hay ningún problema con comer una galleta de vez en cuando pero si tiende a comer comida basura de manera habitual, le será más fácil evitarla si no la hay.

No se salte comidas. Necesita una buena nutrición para mantener el nivel de energía y sentirse bien. Algunas personas encuentran que el comer comidas pequeñas más a menudo les ayuda a mantener un nivel de energía más estable durante el día. Eso es importante para también mantener estable el estado de ánimo.

Elimine o reduzca la cafeína. Si es sensible a los efectos de la cafeína sería buena idea intentar reducir la cantidad que toma al día. La cafeína no solo le afecta el sueño por la noche sino que también le puede cambiar el estado de ánimo y el nivel de energía. Dado que la cafeína es estimulante, una vez desaparece su efecto es posible que se sienta más lento y atontado que si para empezar no la hubiera tomado. La sensibilidad a la cafeína es algo individual o sea que puede que sea su caso o no. De cualquier forma, si se siente estresado durante el día, un café o cualquier otra bebida con cafeína no le va a ayudar y su efecto estimulante puede incluso hacer empeorar la situación. Por ello, es preferible evitar la cafeína y buscar otras maneras de hacer frente al estrés.

Observe el alcohol que consume. El alcohol es un depresor y, si bien una bebida puede relajar, si está alterado por algo, el alcohol puede hacerle sentir peor. Si recurre al alcohol de modo habitual cuando está estresado es importante que se pregunte por qué lo hace. No es buena manera de hacer frente al estrés pues, por lo general, le permite evadirse de lo que le altera. Además, en el futuro podría llegar a convertirse en un problema con la bebida. Intente encontrar otras maneras de aliviar el estrés.

El ocio

Pasarlo bien reduce el estrés. Ir a cenar, al cine o invitar a amigos a casa le ayuda a no pensar ni en las preocupaciones ni el estrés y a divertirse. ¿Le resulta difícil sacar tiempo para divertirse? Aunque muchas personas se sienten así no es una actitud saludable. Todos tenemos derecho a divertirnos un poco y reír y pasarlo bien con otras personas es una manera excelente de reducir el estrés. De hecho, hay estudios que sugieren que el humor y la risa pueden ser beneficiosos para la salud ya que parecen reducir el nivel de las hormonas que producen el estrés, mejorar el estado de ánimo, reducir el dolor, incrementar la creatividad, mejorar el sistema inmunológico e incluso reducir la presión arterial (Hassed 2001). Al divertirse durante el día de hecho se está ayudando a dormir mejor de noche pues al tener menos preocupaciones le será más fácil relajarse al acostarse. Si no tiene la costumbre de hacer cosas solo por divertirse es posible que necesite ayuda para empezar a incorporar más ocio en su horario. A continuación tiene una lista de actividades que les gustan a muchas personas y espacio al final para que añada otras más. Marque todas las actividades que le parezcan divertidas y comprométase a hacerlas más a menudo.

_____ Salir a cenar con familia o amigos

_____ Ir al cine

_____ Ir a bailar

_____ Ver una película en casa

_____ Invitar a familia o amigos a casa

_____ Ir a un parque

_____ Ir a la playa

_____ Ir a un museo

_____ Ir al teatro a un concierto, una obra de teatro o a otro tipo de espectáculo

_____ Ir a un club de comedia

_____ Salir fuera el fin de semana

_____ Ir a una librería o a la biblioteca

_____ Encontrarse con amigos en un café

_____ Jugar juegos de cartas o de mesa con amigos

_____ Hacer un rompecabezas

_____ Dedicarse a un hobby

_____ Hacer algo creativo como tocar música, pintar o escribir

_____ Ir a hacer una caminata o una excursión

_____ Ir a un spa para recibir un masaje, un tratamiento facial o un tratamiento relajante

_____ Jugar con sus hijos

_____ Otra: _____

_____ Otra: _____

_____ Otra: _____

_____ Otra: _____

El ejercicio físico

El ejercicio físico puede ser un modo excelente de manejar el estrés diario. Hay estudios de investigación que demuestran que hacer ejercicio físico intenso de modo habitual puede mejorar el estado de ánimo, incrementar el nivel de energía, reducir el riesgo de enfermedades cardiovasculares, reducir el peso, aliviar el dolor, mejorar el desempeño diario e incluso mejorar el sueño (Kemper and Shannon 2007; Leppämäki et al. 2004). Además de todas estas razones para hacer ejercicio también puede calmar la mente. Tal como mencioné en el capítulo 8, quizás se preocupe o dé vueltas a sus ideas mientras practica otro tipo de ejercicio más monótono como natación o "jogging." En este tipo de ejercicio es importante que realmente se enfoque en lo que hace: al nadar, concéntrese en las brazadas, la respiración y en lo agradable que es sentir el agua; al correr, concéntrese en la longitud de su zancada y en mantener un ritmo regular. Escuchar música mientras hace ejercicio también puede ayudarle a no pensar en sus preocupaciones. Vaya cantando, si quiere, o escuchando su música favorita. Al enfocarse en lo que hace y dejar de lado las preocupaciones o la ansiedad mientras hace ejercicio está dando un paso importante en el camino del aprender a manejar el estrés diario.

Si bien hacer ejercicio cada día es óptimo para la salud, es posible que le sea difícil encontrar el tiempo para hacerlo. Además, si no ha hecho mucho ejercicio en el pasado, es preferible que empiece lentamente. Al comenzar el programa de ejercicio, intente hacer ejercicio al menos dos veces por semana. Incluya tiempo para hacer ejercicio en su horario y manténgalo. En cuanto empiece a notar los beneficios que resultan de hacer ejercicio físico con regularidad, probablemente querrá hacerlo más a menudo. Además, encontrar actividades que disfruta y que puede incluir en su horario es importante para que su programa de ejercicio tenga éxito. Naturalmente, si tiene alguna condición médica importante o le preocupa hacer ejercicio debido a cuestiones de salud, debe consultar primero con su médico antes de empezar con el programa.

DELE SABOR A SU RUTINA AL HACER EJERCICIO

Alternar actividades puede ser una buena manera de mantener el programa de ejercicio interesante y así reducir las posibilidades de que se aburra o que decida no seguir con él. Por ejemplo, si planea hacer ejercicio tres veces por semana, la primera semana podría dedicarse a caminar a paso ligero dos veces por semana e ir a clase otro día; la segunda semana podría ir en bicicleta un día, estar en la rueda de andar otro día y hacer una caminata rápida el tercer día.

Asistir a una clase y hacer ejercicio en grupo puede ser un modo divertido de involucrarse y hacer más ejercicio. Hay una variedad de opciones para escoger: desde aeróbicos con plataforma, a kick boxing (una combinación de boxeo y karate), a trabajar con los músculos para esculpir el cuerpo, a yoga y Pilates, y seguramente encontrará algo que sea de su agrado. Si las actividades de alto impacto le resultan difíciles o le causan dolor, probablemente los aeróbicos de bajo impacto, los aeróbicos en el agua, el yoga o Pilates sean mejores para su cuerpo. Si piensa que el ambiente típico de gimnasio no es para usted, debe saber que hay una gran cantidad de clases dirigidas a diferentes tipos de personas, incluidas las personas de la tercera edad y las mujeres embarazadas. Otra ventaja de la clase es que estar con otras personas y seguir las instrucciones de un profesor puede animarle a retarse más de lo que se retaría por sí solo.

Si tiene hijos, inclúyalos también en su rutina. Puede hacer jogging mientras los pequeños van en bicicleta a su lado, o toda la familia puede ir a dar un paseo en bicicleta. Si lleva a sus hijos al parque puede correr y saltar con ellos en vez de observarlos sentado en un banco. Si sus hijos son mayores, ¿qué tal ir a dar una paseo juntos antes o después de cenar? Es un modo agradable de pasar tiempos juntos y ponerse al día de lo ocurrido durante el día además de ser algo positivo para su salud.

Salir con un "compañero de ejercicio" puede ser un modo excelente de ayudarle a mantenerse en el programa. Solo con ponerse de acuerdo en ir a caminar con un amigo, por ejemplo, ya está comprometiéndose a mejorar su salud. Además, ahora tiene a alguien que cuenta con usted para hacer ejercicio. Esta puede ser la mejor motivación ya que no solo estará haciendo ejercicio sino que a su vez tendrá la oportunidad de conectar con un amigo. Intente ir a dar un paseo en bicicleta o a hacer una caminata rápida con un amigo.

LA HORA ÓPTIMA DE HACER EJERCICIO

Tenga en cuenta de que a fin de mejorar el modo en que duerme en vez de empeorarlo, es importante la hora a la que hace ejercicio. Tal como aparece mencionado en el capítulo 4, hacer ejercicio unas cuatro o cinco horas antes de irse a dormir es ideal. Si no puede hacer ejercicio a esa hora, entonces haga ejercicio por la mañana o incluso en su tiempo descanso para comer. Si su trabajo está cerca de su casa ¿qué tal ir a trabajar en bicicleta? O quizás trabaje cerca de un gimnasio donde puede hacer ejercicio treinta minutos y estar de vuelta en su oficina a tiempo. Otra opción podría ser salir a caminar a la hora de almorzar, claro, siempre que se deje el suficiente tiempo para comer una almuerzo nutritivo. El hacer ejercicio por la mañana o de cuatro a cinco horas antes de acostarse, le ayudará a manejar su estrés diario y a la vez mejorar su sueño nocturno.

Documente su programa de ejercicio

Para asegurar que sigue con éxito su programa de ejercicio físico debe comprometerse a hacerlo. Tras considerar toda la información presentada anteriormente y decidir qué tipo de ejercicio le gustaría más hacer, utilice la siguiente hoja de trabajo para planear el horario que desea seguir y mantenerlo. Sería bueno que hiciera copias para así tener siempre un formulario en blanco que puede utilizar cuando en el futuro cambie de tipo de ejercicio.

Semana del …al…de….	Tipo de ejercicio	Hora del día
Lunes		
Martes		
Miércoles		
Jueves		
Viernes		
Sábado		
Domingo		

Tómese una pausa

El hacer una pausa con el recreo funciona con los niños o sea que ¿por qué no intentarlo?

Tomarse una pausa puede ser una manera de ayudarle a centrarse de nuevo, calmarse, o conseguir algo de perspectiva cuando se sienta alterado o estresado. También se usa el tiempo de pausa cuando los niños se enojan o tienen una rabieta y hay una razón para ello: funciona. Quizás no esté en plena rabieta pero aun así puede beneficiarse de desconectarse de una situación estresante por unos minutos para poder pensar con más claridad. ¿Recuerda que sus padres o sus abuelos le aconsejaban que contara hasta diez cuando estaba muy alterado? Es la misma idea. Cuando está estresado, tomarse cinco o diez minutos de pausa puede ser una salvación. A continuación hay algunas sugerencias para que la pausa sea efectiva.

1. Sepárese físicamente del ambiente que le causa el estrés. Por ejemplo, eso puede suponer excusarse ante las personas con quienes está e irse a otra habitación, o salir a dar un corto paseo.

2. Intente reducir la velocidad de su frecuencia respiratoria y de su ritmo cardíaco. Respire profundamente varias veces o use cualquiera de los ejercicios de respiración del capítulo 5 para ayudarle a calmarse y a reducir el estrés y la ansiedad que siente.

3. No se apresure por volver a la situación que le causó el estrés. Tómese como mínimo cinco o diez minutos para calmarse y pensar en la situación.

4. Si vuelve a la situación que le causó el estrés después de la pausa, intente permanecer en calma. No tiene sentido que se preocupe de nuevo, no hará más que afectarle más el cuerpo y la mente.

Tiene muchas ventajas el tomarse una pausa al sentirse estresado: le ayuda a concentrarse en sus pensamientos sin que otras personas lo molesten o interrumpan; y le da tiempo para salir con una solución al problema, incluso si se trata únicamente de un arreglo a corto plazo. Mientras está tomándose la pausa respire profundamente un par de veces y cálmese para sentirse mejor física y mentalmente. En momentos de estrés, es importante separarse físicamente de la situación que lo altera y además le da la oportunidad de verlo con perspectiva. ¿Vale la pena preocuparse tanto por esta situación? ¿No está afectándole su bienestar más de lo necesario?

El distanciarse de una situación de estrés para calmarse aumenta la posibilidad de responder de un modo racional y más considerado. Cuando reacciona a situaciones de estrés de modo impulsivo más tarde puede lamentarse de sus palabras y actos. Es mucho mejor que se tome una pausa cuando la necesite a que reaccione inmediatamente y más adelante esté aún más alterado por el modo en cómo respondió. Es importante aprender esta lección. No solo mejorará el modo en que maneja el estrés sino también sus relaciones con las demás personas.

TÉCNICAS COGNITIVAS

Las técnicas de control del estrés que se han discutido hasta este momento han sido acercamientos de tipo conductual para llevar una vida más saludable y con menos estrés. Los ejercicios de relajación, una dieta equilibrada, dedicar tiempo al ocio y al ejercicio y saber cuándo tomarse una pausa, son parte de un estilo de vida positivo y saludable. También se pueden usar técnicas de tipo cognitivo para reducir el estrés diario. Algunas de ellas se cubrieron en el capítulo anterior sobre el control de la ansiedad y los pensamientos irracionales. Espero que continúe trabajando en corregir las distorsiones cognitivas y los pensamientos acelerados aunque, dado que supone cambiar patrones de pensamiento habituales establecidos durante mucho tiempo, puede tardar en lograrlo. Mientras tanto, he aquí unas estrategias cognitivas sencillas para ayudarle a manejar el estrés diario.

Tiempo para preocuparse

Una manera de ayudarle a reducir la tendencia a centrarse en pensamientos que le llenan de ansiedad mientras está tendido en la cama por la noche es intentar manejar algunas de esas preocupaciones durante el día. Intente reservar un espacio de tiempo cada día para anotar algunas de sus preocupaciones principales. Al escribirlas durante el día puede empezar a prestar atención a lo que le preocupa. Intente dedicarle tiempo a esto cada día. Puede ser en cualquier momento que sea conveniente siempre que no sea muy avanzada la noche dado que no quiere tener presentes estas preocupaciones a la hora de acostarse. Simplemente escriba qué le preocupa, cómo lo está manejando o cómo planea manejarlo. Entonces, si esta misma preocupación le acecha cuando ya está acostado, puede recordarse a sí mismo que ya se ocupó de este problema durante el tiempo asignado para preocupaciones y que ya le encontró una solución. Asegúrele a su mente que ya se ha ocupado de esto y que ya no necesita interrumpirle más el sueño.

Aunque esta técnica pueda parecerle muy simple o incluso una tontería, realmente puede ayudarle. Si encuentra que tiende a preocuparse mucho durante la noche esta técnica puede serle especialmente útil. Si la implementa durante un par de semanas y no le ayuda a mejorar el sueño, entonces es que las preocupaciones diarias no son lo que le quita el sueño y puede pasar a otros acercamientos que le funcionen mejor.

Documente sus preocupaciones

Puede escribir sus preocupaciones en cualquier formato que le vaya bien, ya sea en un cuaderno, en tarjetas, escribiendo una preocupación por tarjeta, o incluso en un diario reservado solo para preocupaciones. Ahora bien, si quiere un poco de ayuda para empezar, he aquí una hoja de trabajo para las preocupaciones. Lo principal de este ejercicio es apuntar cualquier cosa que le

preocupe y, a continuación, anotar qué está haciendo para solucionarlo o qué piensa hacer.

¿Qué le preocupa o le concierne? Sea específico. Por ejemplo problemas financieros, problemas maritales, problemas con los hijos, asuntos relacionados con el trabajo, la salud, o alguna otra cosa.

_____

_____

_____

_____

_____

_____

¿Qué está haciendo para afrontar esas preocupaciones? De nuevo, sea específico. Por ejemplo: está ahorrando más dinero, está trabajando en la relación con su esposa o compañera y comunicándose más, está intentando acercarse a sus hijos, está hablando más con su jefe o sus colegas, está comiendo mejor y haciendo ejercicio, etc. ¿Qué solución le ha encontrado?

_____

_____

_____

_____

_____

_____

Darse tiempo cada día para anotar algunas de sus preocupaciones y qué pasos está

tomando para solucionarlas, puede reducir su estrés general. La próxima vez que alguna de esas preocupaciones le pase por la mente puede decirse a sí mismo que ya es consciente de ello y que ya se está ocupando. Ha escrito la solución sobre cómo afrontar esa preocupación.

El apoyo de la familia y los amigos

¿Tiene tendencia a guardarse las cosas dentro? Quizás evite contarle sus problemas a su familia o a sus amigos porque piensa que no les importan o no quieren saberlos. O quizás piense que si les cuenta lo que realmente le ocurre será una carga para los demás. Otra posibilidad es que sienta que es mejor guardarse los problemas porque contarlos a los demás es señal de debilidad.

Este tipo de temores y sentimientos son muy comunes. Muchas personas no se abren a los demás porque tienen miedo de cómo van a reaccionar o porque no quieren "darse a conocer" y dejar saber que su vida no es perfecta ni toda de color de rosa. La realidad, sin embargo, es que todas las personas tienen problemas y que puede ser de gran ayuda hablar con la familia y los amigos sobre lo que le preocupa. Además, también puede mejorar su relación con los demás pues será más honesto respecto a cómo se siente y qué experimenta a diario.

Puede ser que se pregunte cómo es que abrirse a los demás puede ayudarle a manejar su estrés diario. Recuerde la última vez que sintió mucho estrés en el trabajo o en casa. ¿Se lo contó a alguien o simplemente se quedó con sus frustraciones dentro? Si se lo dijo a alguien, entonces ya sabe de los beneficios de compartir sus sentimientos con los demás. No sólo le permite deshacerse de parte de su frustración y del estrés que la acompaña sino que también puede que los demás le den opiniones valiosas. Cuando está experimentando una situación de mucho estrés y se centra en él, puede ser difícil tener perspectiva del mundo que lo rodea. Al hablar con otros del estrés o las preocupaciones que tiene puede oír lo que otra persona piensa de su situación y, en ocasiones, eso solo es suficiente para recordarle lo que es importante en la vida.

Un día, en el trabajo, Chris sintió dolor en el brazo y empezó a tener dificultad en respirar. Un compañero de trabajo lo llevó inmediatamente al hospital donde le dijeron que había estado a punto de tener un ataque cardíaco y que tuvo suerte de llegar a la sala de emergencias cuando llegó. Esto le dejó a Chris en estado de shock. ¿Qué sentido tenía trabajar tanto y poderse morir a los cuarenta y cinco años de un ataque cardíaco? Después de consultar con su médico y su esposa, Chris decidió que debía tomarse las cosas con más calma y reducir el estrés por su propio bien y por el de su salud. La idea de cambiar no le fue fácil a Chris que estaba acostumbrado a una vida intensa y rápida . Empezó a dar pequeños pasos como beber menos café y desayunar de forma saludable con su familia. No solo fueron sus hijos quienes disfrutaron de desayunar con su papá sino que Chris también disfrutó mucho de ese tiempo con ellos. Chris también decidió empezar a llevarse un almuerzo saludable al trabajo en vez de ordenarlo de restaurantes y dejó de beber café después de comer. Mientras iba dando estos pequeños pasos empezó a notar la diferencia tanto física como mentalmente, lo que le motivó a efectuar cambios aún mayores.

El cambio que le resultó más difícil a Chris fue decidir que no se quedaría en el trabajo más allá de las 6 de la tarde. Los primeros días se sintió un poco culpable pero luego observó que no era la única persona de la oficina en salir a esa hora y se dio cuenta de que antes había dejado que el trabajo lo consumiera demasiado. Al ver que a su vida le faltaba equilibrio se dio cuenta de que necesitaba tomarse tiempo de manera regular para pasarlo con familia y amigos. Puesto que hay un gimnasio en el mismo edificio donde trabaja decidió empezar a ir al gimnasio treinta minutos cada día al salir del trabajo. Con todo esto, todavía llegaba a casa antes de las siete, y así podía cenar con su familia cada noche. Su esposa decidió empezar a hacer un trabajo de tiempo parcial que podía hacer desde casa o sea que también se redujeron sus preocupaciones financieras.

Por recomendación de su doctor, Chris estuvo asistiendo a una serie de talleres sobre el estrés en un hospital local y aprendió sobre varias formas de manejarlo. Por ejemplo, empezó a hablar con su esposa y sus amigos sobre sus preocupaciones, y le fue bien. Seis meses después de haber estado a punto de sufrir un ataque cardíaco, Chris se sintió satisfecho y aliviado cuando el doctor le dijo que su salud había mejorado mucho y que siguiera por el mismo camino pues le estaba funcionando.

RESUMIENDO

El estrés diario que no maneja bien lo mantiene despierto de noche. Por ese motivo, es importante aprender una variedad de técnicas de control del estrés hasta determinar cuál es la que le funciona mejor. Las diferentes técnicas pueden ser más o menos eficientes según sea el tipo de estrés al que se enfrenta con lo cual un día puede serle de ayuda ir a jugar golf para hacer ejercicio, otro día quizás necesite tomarse un tiempo de pausa en el trabajo después de encontrarse con una situación frustrante, mientras que otro día lo que quiera sea darse de premio un masaje en la espalda bien relajante. La clave es saber lo que le funciona en diferentes situaciones y motivarse recordando que reducir el estrés en su vida mejora su salud física y emocional.

CAPÍTULO 10

Prevenga la recaída

Jill es una enfermera de veintiocho años que sufría de insomnio a temporadas en el principio de la veintena. Siempre había creído que su problema era debido a que trabajaba en turnos rotatorios pero en los últimos años solo había trabajado en el turno de día. Hace aproximadamente un año, pasó una época con mucho insomnio. En ese entonces, acababa de romper con su prometido y se sentía bastante deprimida. Fue a terapia para que le ayudara con la depresión pero una vez se le pasaron los síntomas de la depresión todavía seguía con el insomnio. Por ese motivo fue a la consulta de un especialista en el sueño que la estuvo tratando con técnicas cognitivas-conductuales. Por cambiar la higiene del sueño, mantener un registro de sueño y utilizar tanto el control de estímulos como la restricción del sueño, al cabo de unas semanas empezó a dormir bien otra vez. También era capaz de sobrellevar una mala noche al no preocuparse demasiado por ello y seguir poniendo en práctica lo que había aprendido.

Durante unos seis meses continuó durmiendo bien casi cada noche pero todo cambió cuando empezó a salir con un chico nuevo. Su horario de acostarse se volvió más irregular y su higiene del sueño empezó a deteriorarse. A su novio le gustaba ver televisión en la cama, lo que la mantenía despierta y la dejaba debatiéndose cómo solucionarlo. Ya que no se iba a dormir hasta mucho más tarde, se sentía tan exhausta durante el día que empezó a beber dos cafés a media tarde. Al principio, estos cambios no parecieron afectarle el sueño hasta que una noche se dio cuenta de que se había quedado mirando el despertador preocupada por el trabajo, su relación y todo el resto de su vida. Como su novio dormía con ella, le daba pena salir de la cama después de quince o veinte minutos de no poder conciliar el sueño, tal como había aprendido, con lo cual se quedó en cama, tendida, contando los minutos durante lo que le pareció una

eternidad. A la mañana siguiente, se levantó de la cama, con más ansiedad que nunca,
convencida de que estaba destinada a seguir plagada por el insomnio.

Ahora que ya lleva tanto avanzado en el programa del sueño, debería estar durmiendo mucho mejor, igual que Jill después de trabajar con un especialista del sueño. Ha aprendido cómo le afectan el sueño pensamientos y comportamientos y ha puesto esta información en práctica al seguir una buena higiene del sueño y las recomendaciones del control de estímulos y restricción del sueño, y también tomar control de la ansiedad tanto de día como de noche. Solo le queda un paso y es asegurar que siga durmiendo bien. Una de las estrategias más importantes al respecto es no dejar que una noche de no dormir bien le convenza de que está camino a una recaída con el problema del sueño que tuvo. Todo el mundo duerme mal una que otra noche. No se frustre si le pasa y caiga en la misma trampa que Jill al creer que no tiene control sobre la situación. En vez de ello, céntrese en cómo puede mantener buenos patrones de sueño por medio de pensamientos y comportamientos positivos.

SIGA HACIENDO LO QUE LLEVA HACIENDO

Incluso cuando ya esté durmiendo mejor, es importante que mantenga una buena higiene del sueño pues como ya ha tenido problemas con el sueño en el pasado, no quiere incrementar las posibilidades de que le ocurra de nuevo. Por ejemplo, restringir la cantidad de cafeína que consume después del mediodía es siempre buena idea, pues la cafeína permanece en el cuerpo mucho tiempo y también es importante hacer ejercicio de cuatro a cinco horas antes de la hora de acostarse (o durante el día) en vez de muy tarde pues no quiere aumentar la temperatura corporal lo cual le dificultará el dormirse.

Mantener una buena higiene del sueño también supone no participar en actividades estimulantes o que le mantengan despierto cuando esté en cama. Puesto que la cama debiera estar reservada solo para la actividad sexual y para dormir, recuerde hablar por teléfono o mirar el e-mail en otro cuarto. Lo mismo se aplica a ver la televisión o leer en cama. También acuérdese de cubrir el despertador o celular para que no le entre la tentación de ir comprobando la hora una noche en la que esté más inquieto que en otras. Mirar el reloj no hace otra cosa que aumentar la ansiedad respecto al sueño. Continúe evitando las luces brillantes tras el atardecer para no interrumpir su ritmo circadiano. El establecer y mantener una buena higiene del sueño reduce la posibilidad de tener otro episodio de insomnio en el futuro.

Saber qué le afecta el sueño le ayudará a mantener una buena higiene del sueño y prevenir nuevos episodios de insomnio. Al llevar un registro de sueño, tal como se describe en el capítulo 6, probablemente haya aprendido mucho sobre los factores que le afectan el sueño. Quizás haya notado que una cena fuerte o muy picante tiende a interrumpirle el sueño, o que un cappuccino a media tarde lo mantiene despierto de noche. Quizás también haya notado que duerme peor después de un par de tragos, o que la hora a la que hace ejercicio le impacta el sueño. A fin de mantener todo lo que ha logrado, necesita seguir estando al tanto de estos factores para que no le causen problemas de sueño en el futuro.

Espero que haya efectuado cambios en su vida para minimizar el efecto que estos factores tienen en su sueño. Si es así, debe de estar orgulloso de sí mismo. Cuesta mucho cambiar el comportamiento y los hábitos y todavía más cambiar el modo de pensar. El hacerlo requiere mucha fuerza de voluntad y perseverancia. Ya que ha avanzado tanto en mejorar su sueño, es importante que continúe cultivando estos nuevos hábitos positivos que ha ido desarrollando al ir trabajando con este libro. Una vez esté durmiendo mejor, puede estar tentado de dejar de hacer uso de las técnicas que ha aprendido. Sin embargo, es preferible mantener estos cambios de estilo de vida que ha efectuado y que le ayudan a dormir mejor. Necesita seguir encontrando el tiempo para estar con familia y amigos, hacer ejercicios de relajación, mantener una dieta sana, hacer suficiente ejercicio, divertirse, etc. En otras palabras, necesita seguir así, seguir haciendo lo que ha estado haciendo hasta ahora, para encontrar el "equilibrio perfecto" en su vida. Continúe mejorando su habilidad de afrontar el estrés diario sin que le produzca demasiada inquietud o ansiedad y mantenga una actitud positiva respecto al dormir. Si sigue así, manteniendo todo el trabajo realizado hasta ahora, seguirá durmiendo bien de ahora en adelante.

QUÉ HACER CON UNA NOCHE DE INSOMNIO OCASIONAL

Para ayudarle a manejar una mala noche, recuerde que es común tener dificultad en dormir alguna noche, pero eso no significa que esté empezando un camino que le lleve a sufrir de insomnio de modo continuo. Intente descubrir qué fue lo que le causó el problema. ¿Estaba quizás preocupado por algo en el trabajo? ¿Discutió con su esposo o pareja o con algún otro miembro de la familia? ¿Andaba pensando en sus problemas financieros? ¿Estaba emocionado por algo que iba a ocurrir al día siguiente como quizás un viaje o una fiesta? ¿Cenó algo muy pesado que le causó indigestión o tal vez bebió mucho alcohol al salir con sus amigos?

Situaciones de este tipo, así como algunos otros factores, pueden causar insomnio de modo temporal, solo un día o dos. La clave es no permitir que vuelva a convertirse en un problema crónico. Lo mejor que puede hacer para ello es no darle demasiada importancia y seguir manteniendo buenos hábitos de sueño. Si no se preocupa en exceso por una noche de insomnio ocasional tiene una actitud realista y no distorsionada de la situación. No alimente la ansiedad sobre el insomnio pues es un círculo vicioso que puede llevarle a problemas crónicos con el sueño.

Resista la trampa de la píldora para dormir

Si tiene una noche de insomnio ocasional no caiga en la trampa de tomarse una píldora para dormir pues solo lleva a tener dependencia psicológica, a pensar que no es capaz de dormir bien sin medicación. Llegado este punto, ya debe saber que ese no es el caso y si se rinde, toma medicación para el sueño y sigue tomándola, esto le creará una dependencia al cuerpo lo cual, a su vez, le empeorará el insomnio cuando deje de tomar medicación. Al ir trabajando con este libro ha ido aprendiendo a combatir el insomnio por sí solo, sin la necesidad de píldoras para dormir, o sea que no las necesita.

No deje que sus propios pensamientos le quiten el sueño

Una mala noche ocasional es solo eso: una mala noche ocasional. No se le ocurra pensar que es otra cosa. A lo largo de este programa del sueño ha podido ver cómo los pensamientos le afectan el sueño. Si continúa teniendo ideas negativas o erróneas sobre el sueño vuelva al capítulo 8 y revise esas ideas y concepciones de nuevo. Cuando ha creído algo durante mucho tiempo suele volver a pensar lo mismo en momentos de estrés. Por esta razón es tan importante seguir practicando las nuevas técnicas cognitivas que ha aprendido de modo que las nuevas ideas positivas, que reducen la ansiedad y promueven el sueño, se vuelvan hábitos que reemplacen ideas y creencias que le impiden dormir bien.

Siga practicando lo que ha aprendido

Posiblemente, al llegar a este punto ya se habrá dado cuenta de que hay una idea general a través del libro. La clave para seguir durmiendo bien es seguir practicando lo aprendido, es decir, observar una buena higiene del sueño; hacer ejercicios de relajación; seguir las instrucciones para el control de estímulos y restricción del sueño de ser necesarios; controlar la ansiedad y corregir las distorsiones cognitivas; y manejar el estrés diario. Continúe incorporando todas estas prácticas en su vida. Es especialmente importante que tenga presente los principios del control de estímulos. Por ejemplo, si no logra dormir por quince o veinte minutos, debe levantarse de la cama, ir a otra habitación, y ocuparse en algo aburrido o relajante hasta que tenga sueño. Recuerde hacer esto incluso si se trata tan sólo de una mala noche ocasional pues no quiere crear una asociación entre la cama y sus frustraciones o pensamientos negativos, especialmente después de haber trabajado tanto en romper dichas asociaciones. El continuar practicando todo lo aprendido reduce las posibilidades de tener un problema de sueño en el futuro.

CUÍDESE LA DEPRESIÓN O LA ANSIEDAD

Tal como se presentó en el capítulo 2, algunas personas con problemas del sueño también tienen depresión o ansiedad que no están directamente relacionadas con el insomnio. Si bien este libro puede ayudar a cualquier persona a dormir mejor, si tiene depresión o ansiedad necesita ayuda específica para esas áreas. Es importante que busque la ayuda de un profesional de la salud mental calificado, como un psicólogo o un psiquiatra. Empiece por hablar de sus síntomas con su médico de cabecera y pídale consejo sobre algún profesional. Si se resiste a la idea de buscar ayuda recuerde que, dado que la depresión y la ansiedad tienen un impacto negativo sobre el sueño, tiene un mayor riesgo de desarrollar insomnio en el futuro si no se trata ninguno de estos dos problemas.

Si le ha mejorado el sueño pero sigue sintiéndose fatal

Si después de utilizar los acercamientos descritos en este libro duerme mejor pero todavía se siente deprimido, probablemente sufra de un trastorno del estado de ánimo y se beneficiaría del tratamiento para la depresión. Normalmente la gente no se da cuenta de que también padece de un trastorno del estado de ánimo hasta que le ha mejorado el insomnio. Si la depresión es su caso, quizás siempre haya creído que estaba relacionada con el insomnio. Para muchas personas es así, sin embargo en otras la depresión permanece una vez se ha resuelto el problema del insomnio. Sentirse deprimido es descorazonador y puede tener un impacto negativo en su vida haciéndolo sentir desamparado y desesperado hasta el punto de evitar situaciones sociales. Sin embargo, no debe seguir sufriendo ya que existen muchos tratamientos efectivos para combatir la depresión.

Si teme admitir que está deprimido no es el único. Es difícil enfrentarse al hecho de la depresión. Puede sentir que se trata de algo que debería ser capaz de sobrellevar solo, sin la ayuda de nadie. A fin de cuentas, siempre ha logrado solucionar sus propios problemas. ¿Por qué habría de ser diferente con la depresión? Desafortunadamente, intentar tratar la depresión uno mismo es una tarea extremadamente difícil. Los síntomas de la depresión incluyen tristeza, falta de interés en actividades, fatiga o falta de energía, un sentimiento de culpabilidad excesivo, falta de atención y de concentración, cambios de peso y pensamientos sobre el suicidio. Estos síntomas no solo son preocupantes, sino que muchos de ellos pueden hacerle difícil el combatir la depresión por sí solo. No dude ni esté nervioso por tenerles que pedir ayuda a otros. Es importante ser capaz de hacerlo y, de hecho, revela una verdadera valentía y fortaleza.

Hay muchos recursos disponibles para ayudarle a combatir la depresión. Sin embargo, en primer lugar, es buena idea contarle a su médico de cabecera sobre cómo se ha estado sintiendo. La mayoría de los médicos tratan a personas con problemas de depresión a diario y es bien posible que puedan referirlo. Las opciones de tratamiento incluyen la psicoterapia individual, especialmente la terapia cognitivo conductual, grupos de apoyo y fármacos antidepresivos. Es importante que no ignore los síntomas pues le afectan cómo se siente a diario y le reducen la calidad de vida. Busque la ayuda que necesita para poder empezar a sentirse mejor y a volver a disfrutar de la vida.

Si continúa preocupándose por mucho y no tiene que ver con el sueño

Si se encuentra que batalla con la ansiedad, pues se preocupa constantemente, le cuesta relajarse y se pasa dándole vueltas a los problemas durante todo el día, entonces la ansiedad le está afectando la vida. Si esas preocupaciones no tienen que ver con su problema de sueño, entonces tiene un problema de ansiedad independientemente del insomnio. Al ir trabajando con este libro ha ido aprendiendo diversas técnicas para ayudarlo a combatir la ansiedad. Continúe practicando los ejercicios del capítulo 8 que, al permitirle ver las cosas de otro modo, le pueden ayudar a manejar la ansiedad. Sin embargo, si siente que necesita ayuda adicional, tiene disponibles una variedad de opciones.

Al igual que ocurre con la depresión, la terapia cognitivo conductual es muy efectiva para combatir la ansiedad. Para algunas personas es beneficiosa la medicación contra la ansiedad, dependiendo de lo severos que sean los síntomas. En cualquier caso, ya que está experimentando problemas con el sueño es buena idea que evite tomar benzodiacepinas para la ansiedad pues puede estar tentado de usarlas para ayudarle a dormir. Si su doctor le recomienda que tome medicación para combatir la ansiedad y quiere intentarlo, antes de hacerlo hable con él de esta cuestión. Otros medicamentos como la buspirona (Buspar) y ciertos antidepresivos SSRI aprobados por la FDA para la ansiedad, tienen menos posibilidad de crear dependencia. Tanto si decide cuidarse de la ansiedad por medios farmacológicos como si no, se trata de una decisión importante que solo usted puede tomar. Aunque si la ansiedad le afecta durante el día, debería tener como prioridad buscar algún tipo de ayuda pues le va pasando factura.

Si ha estado viviendo con ansiedad toda la vida, es posible que le cueste recordar un momento cuando no sentía una preocupación continua. Quizás no sea consciente de cuánto le impacta la ansiedad de manera negativa en el día a día. Puede ser que le resulte más difícil el disfrutar de actividades o relajarse de verdad debido a sus pensamientos veloces constantes y sus preocupaciones, pues tiende a estar en inquieto y nervioso gran parte del tiempo. También es posible que le afecte las relaciones sociales. Puede empezar a evitar salir con gente debido a sus miedos y preocupaciones o a que la gente perciba su ansiedad y se sienta incómoda a su lado. En cualquier caso, puede hacerle aislarse más socialmente. La ansiedad puede llegar a afectar la salud física; por ejemplo, puede producir úlceras, dolores de cabeza frecuentes, dolor de espalda o de hombro, o muchos otros síntomas.

El tratamiento cognitivo conductual para la ansiedad es similar a los acercamientos descritos en el capítulo 8. Supone cambiar pensamientos negativos e irracionales y miedos y reemplazarlos por otros más positivos y racionales, así como también tener en cuenta cualquier tipo de idea errónea que le pueda estar causando una ansiedad significativa. En otras palabras, si el modo en el que razona le está empeorando la ansiedad, aprender a razonar de forma diferente le disminuirá la ansiedad y le ayudará a sentirse mejor en general. El alterar su comportamiento antes de que se vuelva más difícil de manejar es una parte importante para superar la ansiedad que se le está formando dentro. También puede descubrir qué es lo que suele activar su ansiedad y pensar en maneras mejores de afrontar esas situaciones. Una vez empiece a sentirse más cómodo en situaciones que normalmente le hubieran producido ansiedad, se sentirá mejor en general, con menos preocupaciones, pensamientos irracionales y miedos. Disfrutará más de la vida y no se sentirá abrumado por la ansiedad.

La historia de Jill es un caso habitual. Al pensar que ya no tenía problemas de insomnio dejó de practicar una buena higiene del sueño y otras técnicas que había aprendido pero al volver a sus antiguos hábitos/comportamiento y debido a las nuevas circunstancias en su vida se dio cuenta de que ya no era inmune al insomnio. Afortunadamente, después de varias noches de no dormir bien, Jill acabó lo suficientemente frustrada como para decidir que tomaría control de la situación en vez de volver al camino del insomnio crónico. Enseguida dejó de tomar cafeína por las tardes y se limitó a una taza de café por las mañanas. Hablar con su novio le fue más difícil. Aunque nunca había hablado de su problema del sueño con nadie más que con su médico, se lo contó a su novio. Él no se había dado cuenta ni de que tenía problemas para dormir ni de que él pudiera estar contribuyendo al problema e inmediatamente acordó ayudarla a efectuar los cambios que fueran necesarios: por las noches, dejaron de ver la televisión en la cama y se dedicaron a verla en la sala; también decidieron que establecer la hora de acostarse y mantenerla era un paso importante para ayudarle a Jill a lograr un sueño regular/regularizar (get back on track).

Jill le explicó la cuestión del control de estímulos a su novio y le dijo que si se encontraba en cama despierta durante mucho tiempo tenía que levantarse y que él no tenía que preocuparse ni estar pensando por dónde andaba cuando lo hacía. Con solo hablar del problema con su novio ya empezó a sentir algo menos de ansiedad y el modo en que él respondió y su apoyo le aclararon muchas de las dudas que ella tenía sobre la relación. El siguiente mes, Jill pasó alguna que otra mala noche pero se dio cuenta de que se trataba de algo temporal y quizás formaba parte de acostumbrarse a una nueva persona y nueva rutina en su vida. Al seguir manteniendo una buena higiene del sueño e irse empezando a acostumbrar a su nueva situación fue durmiendo mejor hasta dormir bien casi cada noche.

RESUMIENDO

Todo el mundo pasa una mala noche de vez en cuando. Si es consciente de esto y no se preocupa demasiado si le ocurre, se ahorrará mucha ansiedad y frustración innecesarias. Si ha descubierto que sufre de depresión o ansiedad que no parecen estar relacionadas con su insomnio necesita buscar ayuda para tratar esos síntomas. No hay razón para seguir sufriendo las consecuencias de una depresión o ansiedad que no han sido tratadas o sea que no lo alargue más y busque la ayuda que necesita.

Un sueño plácido y reparador es muy importante para la salud y el bienestar general. El tiempo y energía que dedique a poner en práctica las técnicas presentadas en este libro le compensará ampliamente con un dormir mejor y una mejor calidad de vida. En los dos capítulos siguientes me ocuparé de temas que tal vez no sean aplicables a su situación: las parasomnias y consideraciones específicas para mujeres en relación al sueño y al dormir. Si ninguno de los dos es relevante para Ud. entonces, probablemente su lectura termine aquí. De ser así, le deseo muchos años de dormir bien y de despertar fresco y renovado.

CAPÍTULO 11

Las parasomnias

Las parasomnias son comportamientos que entran a formar parte del sueño como si fueran

intrusos. Ocurren durante las transiciones de una etapa del sueño a otra o en transiciones entre

sueño y vigilia (Rothenberg 2000). Considerados indeseables en el mejor de los casos, estos

comportamientos o bien ocurren al dormir o bien empeoran al dormir (Kuhn 2001). En este

capítulo se describen las parasomnias más comunes, a saber, el sonambulismo, los terrores

nocturnos, los despertares confusionales, el trastorno alimentario del sueño REM, el trastorno de

sueño REM, y las pesadillas. Si la lista del capítulo 2 indicaba que podía sufrir de parasomnias,

asegúrese de leer la sección correspondiente en este capítulo.

EL SONAMBULISMO

De acuerdo con la clasificación internacional de trastornos del sueño (*International

Classification of Sleep Disorders)* el s*onambulismo* consiste en una serie de comportamientos

complejos que normalmente empiezan durante despertares de un sueño de onda lenta y como

resultado se produce "un caminar en un estado alterado de conciencia y con capacidad de juicio

reducida" (AASM 2005, p. 142). Como suele ocurrir durante el sueño de onda corta a menudo

aparece en el primer tercio o en la mitad del periodo de sueño. (Quizás recuerde del primer

capítulo que la mayor parte del sueño de onda corta, o etapa N3 del sueño, ocurre durante la

primera mitad de la noche mientras que la mayor parte del sueño REM ocurre en la segunda

mitad de la noche). Se cree que el sonambulismo es un trastorno del despertar porque ocurre debido a una transición incompleta entre el sueño profundo y el estar completamente despierto (Rothenberg 2000). En el momento del sonambulismo las ondas cerebrales indican que se trata de un sueño de onda corta mientras que los comportamientos normalmente se asocian con estar despierto.

El sonambulismo es bastante común en la infancia, con un índice de ocurrencia de hasta un 17 por ciento en las edades comprendidas entre los ocho y los doce años (AASM 2005). El número desciende de modo significativo unos años después y más aún con el paso del tiempo. Si tiende al sonambulismo debe tomar varias precauciones para asegurarse de estar en un entorno seguro mientras duerme. Asegúrese de que todas las ventanas estén cerradas e incluso bloqueadas y cubra o retire cualquier objeto punzante. Ponga almohadas en el suelo para reducir la posibilidad de herirse por la noche. Pídales a todas las personas con quienes viva que le ayuden a retirar objetos del suelo para no tropezar. Ponga también cerrojos en las puertas bastante altos de modo que usted no llegue fácilmente a ellos y así no pueda irse de su casa.

Puede reducir la posibilidad de experimentar un episodio de sonambulismo si no se priva de dormir. Cuando uno no duerme lo suficiente varias noches seguidas puede experimentar lo que se denomina *rebote delta* o *rebote de onda lenta*, lo cual significa que experimentará más tiempo de sueño de onda lenta próximamente. Dado que los episodios de sonambulismo normalmente ocurren durante el sueño de onda corta, esto incrementa la posibilidad de que tenga un episodio. Otros factores que pueden incrementar la posibilidad de experimentar un episodio además de la falta de sueño son el hipertiroidismo, una lesión craneal, encefalitis, migrañas, un ictus o embolia, apnea, y otros trastornos del sueño debidos a problemas respiratorios (AASM 2005).

Una estrategia que ayuda a algunas personas a reducir la posibilidad de experimentar el sonambulismo es dejar puesta música relajante o una máquina de "ruido blanco" mientras duerme. Esto reduce su sueño de onda corta y así también la posibilidad de un episodio de sonambulismo. Mantener una lucecita encendida de noche también produce un efecto similar. Todas estas estrategias pueden ser particularmente útiles en el caso de que sus casos de sonambulismo le causen muchas interrupciones o que se encuentre fuera de casa y esté nervioso por la posibilidad de tener un episodio en un entorno que no le es familiar. También es importante saber que ciertas medicaciones para combatir el insomnio tales como Ambien (zolpidem), Lunesta (eszopiclona) y Sonata (zaleplon) pueden causar un aumento de sonambulismo así como otros comportamientos inusuales tales como comer, cocinar o incluso conducir dormido. El carbonato de litio, ciertos medicamentos antipsicóticos y algunos anticolinérgicos pueden también aumentar la posibilidad de experimentar sonambulismo (AASM 2005).

LOS TERRORES NOCTURNOS

Los terrores del sueño, conocidos como "terrores nocturnos," se asemejan al sonambulismo en que suelen empezar durante el período del sueño de onda corta que tiene lugar del primer tercio hasta la primera mitad de la noche. (Quizás recuerde del primer capítulo que la mayor parte del sueño de onda corta, o etapa N3 del sueño, ocurre durante la primera mitad de la noche mientras que la mayor parte del sueño REM ocurre en la segunda mitad de la noche). Un episodio, que normalmente suele durar entre treinta segundos y tres minutos, consiste en un estado de terror con gritos, ritmo cardíaco acelerado, respiración rápida y pupilas dilatadas y movimiento (Broughton 1999). Normalmente es difícil consolar o pacificar a alguien que acaba de experimentar un terror nocturno. Cuando una persona se despierta de un terror nocturno suele aparecer confusa y desorientada y rara vez recuerda que el episodio ocurrió (AASM 2005). Sin embargo, puede recordar imágenes amenazantes o fragmentos de sueños terroríficos. A menudo son miembros de la familia o compañeros de cuarto los que describen lo ocurrido durante el episodio.

Al igual que ocurre con el sonambulismo, los terrores nocturnos son más comunes en la infancia y la seguridad que produce la presencia de uno de los padres suele ser de ayuda. Para la mayoría de los niños, los terrores suelen desaparecer por sí solos llegada la adolescencia, sin embargo los adultos también pueden tener terrores nocturnos. Al igual que ocurre con el sonambulismo, el rebote del sueño de onda corta tras la falta de sueño puede exacerbar los terrores nocturnos, o sea que trate de no pasar demasiadas noches seguidas durmiendo poco. El estrés también puede causar terrores nocturnos o sea que la reducción y el control del estrés es de gran ayuda así como los ejercicios de relajación, de respiración profunda y la psicoterapia. Para terrores severos que interfieren en exceso con el sueño quizás haya que considerar el uso de medicación. Diazepam (Valium), clonazepam (Klonopin), y ciertos antidepresivos tricíclicos pueden ser efectivos para reducir el número de episodios (Broughton 1999). Sin embargo, también pueden incrementar la torpeza y la confusión, lo cual puede llevarle a accidentarse. Debido a la posibilidad de moverse y caminar durante un episodio es conveniente que tome las precauciones que sean necesarias.

DESPERTARES CONFUSIONALES

Los despertares confusionales, también denominados "borrachera nocturna del sueño," son episodios que presentan una confusión considerable en el momento de despertarse en medio del sueño y un cierto tiempo después, pero que no incluyen el caminar dormido ni terrores nocturnos (Broughton 1999). Durante uno de estos episodios, puede ser que la persona manifieste un comportamiento inapropiado, que le cueste pensar y esté confusa, o que no pueda orientarse en el tiempo o el espacio. Ya que solo está parcialmente despierta, sus pensamientos pueden parecer poco claros y faltos de lógica. Al igual que ocurre con el sonambulismo y los terrores nocturnos, los despertares confusionales suelen ocurrir durante el sueño de onda corta y no se suelen recordar al despertar a la mañana siguiente.

Los fármacos sedante-hipnóticos, los depresores del sistema nervioso central, así como la fiebre y la falta de horas de sueño incrementan la posibilidad de experimentar un despertar confusional, el cual puede durar desde unos minutos a varias horas. Si bien un 17 por ciento de los niños experimentan despertares confusionales, desde los quince años en adelante, lo experimentan sólo un tres o cuatro por ciento de las personas (AASM 2005). Además, en los niños, estos despertares suelen ser benignos y desaparecer con el tiempo pero en los adultos suelen ser más problemáticos y más a largo plazo. Durante el episodio de un adulto incrementa el riesgo de herirse a si mismo o a los demás, el desempeño en el trabajo o la escuela puede ser peor y se incrementa la posibilidad de tener un accidente de auto.

Si ha experimentado despertares confusionales en el pasado, asegúrese de esperar el tiempo suficiente tras despertar antes de iniciar cualquier tipo de actividad que pueda ser peligrosa y también pídales a los miembros de su familia y a sus amigos que le observen por si experimenta un nuevo episodio para que lo ayuden a mantenerse a salvo.

Controlar el estrés es de ayuda en el tratamiento de los despertares confusionales. Al igual que con otras parasomnias es importante dormir lo suficiente cada noche porque la falta de sueño y el consiguiente rebote del sueño de onda corta pueden hacer empeorar los episodios.

Otros factores que incrementan la posibilidad de experimentar despertares confusionales son el beber alcohol, el abuso de drogas, despertar a la fuerza, trabajar el turno de noche o turnos rotatorios y ciertos trastornos del sueño como apnea obstructiva y el trastorno de movimiento periódico de las extremidades (AASM 2005). Minimizar todos estos factores es de gran ayuda para reducir la posibilidad de futuros episodios. También sería buena idea examinar si alguno de sus medicamentos actuales podría estar empeorando la situación. Además, como siempre, es importante mantener una buena higiene del sueño.

TRASTORNOS ALIMENTARIOS RELACIONADOS CON EL SUEÑO

El trastorno alimentario relacionado con el sueño ocurre cuando uno come estando dormido. El grado de consciencia durante este trastorno oscila entre "una total falta de consciencia a varios niveles de consciencia parcial" (AASM 2005, p. 174). En otras palabras, al despertarse a la mañana siguiente puede ser que no recuerde en absoluto el episodio o que tenga un recuerdo considerable. Estos episodios de comer dormido son involuntarios y a menudo se suelen consumir combinaciones extrañas de alimentos o incluso sustancias incomestibles. A veces pueden causar daños o accidentes si se usa la cocina o el horno y luego se deja encendido. Otras consecuencias que también pueden ser severas son el aumento de peso o la dificultad en controlar el colesterol alto o la diabetes.

Aún no está del todo claro qué es lo que causa el trastorno alimentario relacionado con el sueño pero a menudo se asocia con el sonambulismo, el síndrome de la pierna inquieta, el trastorno del movimiento periódico de las extremidades, la apnea obstructiva y los trastornos del ritmo circadiano (Najjar 2007; AASM 2005). Del mismo modo, las personas que sufren trastornos alimentarios durante el día pueden experimentarlos durante la noche. Este trastorno a veces les ocurre a personas que están a dieta o que, de un modo u otro, restringen la comida que ingieren durante el día. En los últimos años, algunas investigaciones demuestran que tomar Ambien (zolpidem) puede causar el trastorno del sueño (Najjar 2007). Eso es especialmente cierto si ya sufre de algún otro trastorno del sueño que le cause despertares como el síndrome de la pierna inquieta, trastorno del movimiento periódico de las extremidades, o apnea obstruyente (Morgenthaler and Silber 2002). Este potencial efecto secundario, el trastorno alimentario durante el sueño, aparece ahora en la lista de los efectos secundarios en el envoltorio de Ambien. También se han registrado episodios de comer estando dormido con Halcion (triazolam), carbonato de litio y ciertos medicamentos anticolinérgicos (AASM 2005).

Para reducir la posibilidad de episodios de alimentarse dormido hay opciones como cerrar los armarios de la cocina y el refrigerador con candado y poner piezas de seguridad en la cocina y el horno, las cuales son importantes para mantenerlo a salvo. Cuando se vuelve más difícil realizar el complejo comportamiento de cocinar o comer estando dormido entonces es probable que la persona o bien se despierte durante el episodio, o bien vuelva a la cama sin comer.

Al igual que con los terrores nocturnos, la psicoterapia ayuda con el trastorno alimentario durante el sueño al enseñarle a la persona a reducir o manejar el estrés y a controlar a diario su comportamiento al comer. Aquellas personas que además sufren de otro trastorno alimentario deberían buscar ayuda de un especialista en este área pues las consecuencias de no tratar trastornos alimentarios tales como la bulimia o la anorexia pueden resultar mortales.

TRASTORNO DEL COMPORTAMIENTO DURANTE EL SUEÑO REM

Si bien las parasomnias discutidas anteriormente tienden a surgir durante el periodo del sueño de onda corta o delta, el trastorno del comportamiento durante el sueño REM (REM sleep behavior disorder, RBD), ocurre durante el sueño REM. Parte del comportamiento normal del sueño REM es sentir atonía en los músculos, lo cual es esencialmente parálisis. Eso le impide poner los sueños en acción. Con el RBD, las personas experimentan episodios de intensa actividad motora mientras duermen y ejecutan acciones de sus sueños a medida que los van teniendo. Estos sueños suelen ser muy violentos o sea que los movimientos pueden ser explosivos como dar un brinco de repente, dar puñetazos, patadas, saltar de la cama o tirarse de la cama como si fuera una piscina o ir contra las paredes o los muebles (Broughton 1999). Es muy común que estos episodios RBD lesionen al durmiente y a otras personas. Las personas que sufren de RBD a menudo tienen unos recuerdos muy vívidos de sus sueños y describen luchas o el intento de escapar del peligro.

El RBD es más habitual en hombres de sesenta o más años pero puede afectar a cualquiera. En las personas con RBD—en una proporción que oscila desde un tercio a la mitad de ellos—también están presentes una variedad de trastornos neurológicos pero los demás casos son idiopáticos, es decir, que no son debidos a ninguna causa conocida. En aproximadamente un 50 por ciento de las personas con RBD se encuentra presente un trastorno del sistema nervioso central como la narcolepsia, un trastorno cerebrovascular, o una enfermedad neurodegenerativa (Schenck and Mahowald 2003). De todos modos, es muy probable que en todas las personas con RBD exista una disfunción en el área del cerebro que normalmente se ocupa de suprimir el tono muscular y la actividad durante el sueño REM (Broughton 1999). La investigación en este campo indica que el RBD pudiera ser un precursor para desarrollar la enfermedad de Parkinson más adelante (Berg 2008). Debido a que las causas y el tratamiento son diferentes, es importante diagnosticar el RBD correctamente y diferenciarlo de otro tipo de trastorno como las pesadillas comunes, los terrores nocturnos, el trastorno convulsivo, el trastorno de estrés postraumático y el delirio. La mejor manera de diagnosticarlo correctamente es pasar la noche en un laboratorio del sueño acreditado donde le realicen un estudio del sueño.

El tratamiento habitual para el RBD es medicación y la más efectiva parece ser el clonazepam (Klonopin). La desipramina (Norpramin) también se ha utilizado para tratar el RBD. Al igual que con otras parasomnias discutidas anteriormente, es muy importante crear un medio ambiente para dormir que sea lo más seguro posible y retirar todo objeto afilado, poner almohadones en el suelo junto a la cama, y eliminar cualquier obstáculo que pudiera hacer que se cayera o dañara durante un episodio. Si ha experimentado episodios en los que actúa durante el sueño, busque un especialista del sueño en su área que pueda diagnosticar correctamente si tiene RBD para tratarlo si fuera necesario.

LAS PESADILLAS

Las pesadillas son sueños que causan terror y que suelen hacer que se despierte. Normalmente ocurren en la última mitad del período de sueño, el período de sueño REM, cuando es más habitual soñar. A diferencia que con el terror nocturno, donde no se suele recordar nada del contenido del sueño o donde se recuerdan solo algunas imágenes, en este caso se suelen recordar las imágenes de las pesadillas en gran detalle y el contenido de las imágenes se vuelve progresivamente más terrorífico a medida que progresa el sueño (Broughton 1999). Se levanta sintiendo ansiedad o bien sintiéndose molesto, atemorizado, enojado, o incluso avergonzado por el contenido de la pesadilla.

Si bien todo el mundo tiene pesadillas de vez en cuando, cuando se habla de pesadillas como uno de los trastornos del sueño, se tienen pesadillas a menudo y éstas causan "despertar recordando el sueño de un modo intenso, perturbador, acompañado de miedo o ansiedad, pero también de enojo, tristeza, asco, y otras disforias" (AASM 2005, p. 156). En otras palabras, al despertar se tiene una respuesta emocional intensificada y se recuerda el contenido del sueño. A diferencia de los terrores nocturnos, donde las personas se sienten muy desorientadas si se les despierta en medio de un episodio, con una pesadilla uno se siente completamente alerta y consciente de que acaba de tener un sueño desagradable. A las personas que experimentan pesadillas se les hace muy difícil volverse a dormir después de un episodio y sus pesadillas suelen ocurrir en la segunda mitad del período de sueño en que se suelen tener (AASM 2005).

Las pesadillas son muy comunes en la infancia y tienden a disminuir con la edad, si bien pueden ocurrir a cualquier edad. El tener un historial traumático incrementa la posibilidad de tener pesadillas de adulto. Las personas que sufren del trastorno de estrés agudo o trastorno de estrés postraumático suelen tener pesadillas o flashbacks frecuentemente donde reviven o vuelven a recordar el trauma. (El trastorno de estrés agudo normalmente dura de dos a treinta días mientras que el trastorno de estrés postraumático dura más de un mes). Las pesadillas ocurren con más frecuencia en personas con trastorno límite de la personalidad, trastorno esquizoide de la personalidad y esquizofrenia (Broughton 1999). Además, algunos medicamentos tales como ciertos antidepresivos, medicamentos para el Parkinson y para la presión arterial alta, pueden causar un incremento en el número de pesadillas (AASM 2005).

Si sufre de pesadillas puede serle de gran apoyo la psicoterapia así como la terapia del comportamiento de tipo cognitivo. También le puede aliviar reducir el estrés y mejorar la capacidad de afrontar situaciones que le causen estrés. Recuerde la importancia de no privarse de dormir y de practicar una buena higiene del sueño y, aunque puede que no sea siempre posible, el contarle a otra persona su pesadilla al despertarse por la noche puede hacerle sentir seguro y que cuenta con apoyo y también puede ayudarle a dormirse de nuevo con más facilidad.

RESUMIENDO

Este capítulo trató de las parasomnias más comunes y, al igual que con otros trastornos del sueño, es importante que busque ayuda profesional si cree que sufre de alguna de ellas. Si bien algunas parasomnias son más problemáticas que otras, cualquiera de ellas le puede afectar la calidad del sueño y posiblemente incluso su funcionamiento diario. Además, las parasomnias son a menudo el resultado de otro trastorno subyacente que causa despertares como pueden ser por ejemplo, el trastorno de la pierna inquieta, el de movimiento de extremidades y la apnea obstructiva. Por este motivo, si sufre de alguna de las parasomnias descritas en este capítulo, sería buena idea que consultara a un especialista del sueño para determinar si sufre de algún trastorno del sueño subyacente.

CAPÍTULO 12

Las mujeres y el sueño

Mientras estaba escribiendo este libro muchas personas me preguntaron si me iba a ocupar del sueño en relación a las mujeres y dado que las mujeres experimentan tantos cambios biológicos a lo largo de la vida parece apropiado incluir un capítulo sobre este tema. Si bien el programa del sueño contenido en este libro es útil tanto para hombres como para mujeres para combatir el insomnio, es importante considerar algunos factores adicionales que afectan cómo duermen las mujeres ya sea debido a su fisiología o a las diferentes etapas de la vida.

EL PERÍODO

Muchas mujeres experimentan síntomas menstruales como hinchazón, dolores y un malestar general que interfieren con el dormir. La intensidad de estos síntomas varía de mujer a mujer y así también su potencial impacto en el sueño. Además, aparte de los síntomas menstruales, algunas mujeres tienen dificultades para dormir y se sienten adormecidas durante el día durante la menstruación (Manber and Bootzin 1997). Suelen tardar más en dormirse, tienen más despertares durante la noche y su sueño es menos eficiente y, en general, de peor calidad. Esta interferencia al dormir ocurre solo ciertos días del ciclo menstrual por lo cual no es aconsejable tomar medicamentos de tipo hipnótico-sedante para combatir problemas con el sueño relacionados con la menstruación. Podrían empeorar el problema causando insomnio de rebote una vez dejara de tomarlos. Mejor opción es, simplemente, ser consciente de que puede sufrir más interrupciones en el sueño durante el ciclo menstrual y recordar que si practica una buena higiene del sueño y no se deja inquietar demasiado probablemente no se convierta en un problema a largo plazo.

El síndrome premenstrual (PMS) también puede dificultar el sueño. Es natural que si antes del período tiende a experimentar dolores, gases y malestar general le sea más difícil dormir. Aunque los resultados de las investigaciones respecto a este tema varían, algunos estudios muestran que durante el PMS las mujeres pueden experimentar cambios importantes en la arquitectura del sueño con el incremento de la fase N2 y una fase REM reducida (Baker et al. 2007). Con el PMS, es más posible que se despierte por la noche debido al dolor, malestar u otros síntomas. Por ello, es importante mantener una buena higiene del sueño en esta etapa y, de nuevo, recordar que se trata de un problema pasajero. Solo ser consciente de que el PMS es la causa de las interrupciones de su sueño probablemente ya le ayude a reducir la ansiedad de esta situación. El utilizar almohadas diferentes como, por ejemplo, una almohada tamaño corporal, quizás también le sirva para aliviar algunos de los dolores. Otras personas encuentran alivio para el dolor con el uso de ibuprofeno (Motrin o Advil) o naproxeno (Aleve o Synflex) o dándose un baño con agua caliente antes de acostarse.

LAS RELACIONES SEXUALES

Si bien los hombres suelen sentirse más cansados después de las relaciones sexuales, para las mujeres es lo contrario. O sea que, mientras los hombres se duermen poco después, muchas mujeres se quedan completamente despiertas. No está del todo claro si la razón de que las mujeres se queden más despiertas es por motivos fisiológicos o psicológicos. Quizás se trate de ambos. Para la mayoría de las mujeres, la intimidad sexual es una conexión tanto física como emocional. Esto significa que, después de tener relaciones sexuales, siente la necesidad de hablar o compartir sus sentimientos, lo cual es muy difícil de hacer si la pareja se ha quedado profundamente dormida. Además, puede sentirse físicamente alerta y no estar lista para dormir. En lugar de forzar a su pareja a hablar o sentirse frustrada porque se siente completamente despierta, intente llenarse de pensamientos relajantes que le encaminen a dormir. Puede ser que tarde unos quince o veinte minutos pero tal vez es que su cuerpo y su mente necesitan un poco más de tiempo para desconectar después de tener relaciones. Si, en cualquier caso, le resulta muy difícil dormirse justo después ¿por qué no buscar otro momento del día para tener relaciones? Quizás le vaya mejor tener relaciones sexuales por la mañana o a primera hora de la tarde.

EL EMBARAZO

El embarazo es una época de muchos cambios fisiológicos que afectan la calidad del sueño. El incremento del nivel de progesterona puede producirle síntomas gastrointestinales tales como hinchazón, gases, y malestar abdominal y que su sistema intestinal funcione con más lentitud. Probablemente los síntomas empeoren cuando se acuesta. También es habitual el orinar más a menudo durante el embarazo, lo cual, sin duda interrumpe el sueño. Si resulta que se despierta varias veces por las noches sepa que eso es propio del embarazo.

Disminuir la cantidad de líquido que bebe durante por lo menos una hora antes de acostarse le ayudará a reducir el número de visitas al cuarto de baño por la noche. Asegúrese de no evitar los líquidos por mucho más que una hora para no deshidratarse.

Aparte de la incomodidad física que puede sentir en diferentes ocasiones a lo largo del embarazo, posiblemente también se sienta ansiosa o preocupada. Todas esas reacciones son normales pero también todas ellas afectan a la hora de dormir. Solo la intensa emoción que siente en esta época de su vida ya puede dificultar el dormir. Intente hablar con su familia y amigos sobre cómo se siente. Las reacciones emocionales que tiene en relación al embarazo probablemente sean muy parecidas a las que tuvieron otras personas que ya han pasado por ellas o sea que puede encontrar apoyo al saber que no está sola y que no es la única que se ha sentido de este modo.

Cansancio durante el día y fatiga

Es normal sentirse cansado o somnoliento durante el embarazo, especialmente el primer trimestre y el último. Al principio del embarazo el nivel más elevado de progesterona puede hacerle tener sueño durante todo el día. Puede ser que empiece a hacer la siesta aunque no tenga costumbre. Además, es probable que haya reducido, o incluso eliminado, la cantidad de cafeína que toma lo cual, unido al aumento de la progesterona le puede estar causando esa somnolencia. No suele durar todo el embarazo y no se preocupe si se siente muy cansada varias semanas al principio del embarazo pues es completamente normal.

De todos modos, tenga en cuenta que si le cuesta dormir de noche el hacer la siesta puede hacerlo más difícil. Si durante el día siente una imperiosa necesidad de hacer la siesta eso significa que su cuerpo necesita más descanso. Como su cuerpo está atravesando tantos cambios, la siesta puede ser una manera de sentirse renovada y mejor. Sin embargo, como le puede dificultar el dormir de noche, intente limitar el tiempo que pasa haciendo la siesta. Hacer una siesta de media hora a una hora probablemente le afectará menos que si fuera de dos a tres horas.

Malestar y dolor

A lo largo del embarazo, puede ser que en algunas ocasiones experimente dolor o malestar. El dolor en la parte inferior de la espalda es común, especialmente en un estado avanzado del embarazo. De hecho, ocurre en más de un 50 por ciento de todos los embarazos. También puede darse dolor muscular y de las articulaciones debido al aumento de peso corporal. Cualquier dolor, por pequeño que sea, puede afectarle el sueño y mantenerla despierta de noche. De hecho, es probable que sienta más dolor por la noche que en otros momentos y eso es porque cuando está acostada en la cama no tiene otras distracciones. Esto no ocurre solo durante el embarazo. El dolor suele ser mayor de noche puesto que no está ocupada en otras actividades y por ello es más consciente de las sensaciones corporales. Durante el embarazo también son habituales los calambres en las piernas que pueden despertarle de dolor.

Si le cuesta encontrar una postura cómoda para dormir intente usar una almohada para el embarazo, una almohada grande, de tamaño corporal, o varias almohadas pequeñas. Si le duele la parte inferior de la espalda puede ponerse una almohada pequeña debajo para ayudarle a aliviar el dolor. Tras dieciséis semanas de embarazo y hasta el final no debería volver a dormir cabeza arriba (Curtis and Schuler 2004). En esta posición el peso del bebé podría presionar su vena cava inferior, la vena principal que transporta de vuelta la sangre desde la parte inferior de su cuerpo hasta el corazón. También podría hacerle disminuir la presión sanguínea hasta niveles poco saludables y reducir el flujo sanguíneo al feto. Si está acostumbrada a dormir cabeza arriba le puede resultar difícil acostumbrarse a dormir de lado. Intente poner los almohadones o una pieza de espuma junto a la espalda para evitar darse la vuelta y acabar cabeza arriba mientras duerme. Intente no frustrarse si no logra encontrar una posición cómoda. Con el tiempo, su cuerpo se acostumbrará a dormir en la nueva posición y el resultado (el bebé) bien vale la pena este sacrificio temporal.

Ciática

Durante el embarazo puede ser que tenga ciática. Si ya ha experimentado antes el nervio ciático ya sabe que puede ser sumamente doloroso. El dolor suele comenzar en uno de los glúteos y se extiende por la parte posterior o lateral de una de las piernas. Dado que el nervio ciático está situado detrás del útero y sigue por la pierna hasta el pie, el incremento de presión del bebé a medida que va creciendo durante el embarazo puede comprimir el nervio (Curtis and Schuler 2004). La ciática también puede ser causada por el deterioro de las vértebras o los discos de la columna, como por ejemplo, un disco fuera de lugar, lo cual produce inflamación del tejido alrededor del nervio o incluso presión directa sobre el mismo. Puede intentar aliviar el dolor acostándose del lado opuesto. Puede que también se beneficie de masajes o ciertos ejercicios. Solicite consejo de un fisioterapeuta respecto al tipo de ejercicios que debe hacer pero siempre consulte antes con su médico antes de empezar cualquier tipo de tratamiento.

Cambios gastrointestinales

Un nivel más elevado de progesterona durante el embarazo puede producir gases, hinchazón e incluso hipo. Eso es debido a que la progesterona relaja el tejido muscular del cuerpo, incluyendo los músculos del sistema gastrointestinal . Incluso en las primeras semanas del embarazo, antes de que su cuerpo lo muestre exteriormente, puede sentir malestar, especialmente después de comer comidas pesadas. Es beneficioso comer porciones pequeñas a lo largo del día en vez de dos o tres comidas sustanciosas.

Cuando la zona del abdomen empieza a extenderse es porque el útero ocupa más espacio. Por este motivo la digestión se vuelve más lenta y puede hacerle sentirse hinchada. Durante el embarazo también puede sufrir de estreñimiento o acidez. Todos estos cambios son normales pero pueden resultar bastante molestos. Le será de ayuda mirar lo que come y eliminar esas comidas que suelen producir gases, no sólo las judías o los frijoles sino también el brócoli, las cebollas, la col, los espárragos y la coliflor. Sin embargo, todas esas comidas son muy saludables o sea que no sería buena idea eliminarlas completamente de su dieta. Limítese a reducirlas un poco, por lo menos inicialmente y ver cómo se siente. También es bueno eliminar todas las bebidas con gas a fin de reducir los problemas de gases e hinchazón. No olvide que hacer ejercicio contribuye a un buen sistema digestivo pues ayuda su funcionamiento de manera natural lo cual le hará sentirse mejor.

Falta de aire y problemas respiratorios

El embarazo afecta a la respiración. Puede ser que sienta que le falta el aire durante el día mientras camina o hace otro tipo de ejercicio o actividad que normalmente no causaría este problema. Lo mismo ocurre de noche. El embarazo puede hacerle roncar incluso si no solía hacerlo antes. En una investigación se descubrió que un 23 por ciento de las mujeres roncaba al final del embarazo si bien sólo un cuatro por ciento de ellas roncaba antes del mismo (Kryger 2000). De acuerdo con este estudio, las mujeres que roncan tienen más probabilidades de desarrollar hipertensión o preeclampsia y también de que sus bebés en desarrollo muestren un peso inferior a la media y al nacer tengan una puntuación más baja en la escala Apgar, una medida que evalúa la salud del recién nacido solo nacer. Por todos estos motivos, quizás valdría la pena que hablara con su ginecólogo sobre la posibilidad de tratarse el roncar con medicamentos que no precisen receta médica como un dilatador nasal. El riesgo de complicaciones tales como hipertensión pulmonar, diabetes gestacional mellitus o preeclampsia es aún más alto si durante el embarazo sufre de apnea obstructiva (Edwards et al. 2002). Si cree que sufre de apnea obstructiva es muy importante que se la trate inmediatamente con presión de aire continua (CPAP) sino, tanto su salud como la salud de su bebé podría verse afectada.

A fin de disminuir la tendencia a roncar y otros trastornos respiratorios al dormir, evite dormir cabeza arriba. Esto es aplicable a todas las personas que roncan, no solo a las mujeres embarazadas. Tal como se mencionó con anterioridad, esto es especialmente importante tras dieciséis semanas de embarazo pero si nota que ronca o le falta el aire al principio del embarazo intente dormir de lado para sentirse mejor.

Síndrome de la pierna inquieta

Si durante el embarazo empieza a experimentar una sensación extraña en las piernas mientras duerme, como unos pequeños pinchazos que le impulsan a querer moverlas, no es la única. En un estudio, los investigadores descubrieron que casi un 20 por ciento de las mujeres embarazadas sufren del síndrome de la pierna inquieta (RLS), lo cual es un índice más alto que el índice del síndrome en la población general (Suzuki et al. 2003). Esto pudiera ser debido a deficiencia de hierro, dado que el cuerpo requiere más hierro durante el embarazo (Cotter and O'Keeffe 2006), o a cambios de tipo endocrino que ocurren durante el embarazo (Winkelmann et al. 2000). Normalmente, los síntomas desaparecen por sí solos tras dar a luz (Goodman, Brodie, and Ayida 1988), pero hay algunas cosas que puede hacer para mejorar los síntomas cuando los tiene.

Algunas soluciones para mejorar los síntomas del RLS que no requieren fármacos son los siguientes: ejercicio diario moderado con énfasis en las piernas; estiramientos, especialmente de las piernas, antes de acostarse; y evitar la cafeína, la nicotina y el alcohol. Es importante descartar primero cualquier deficiencia mineral o vitamínica que pueda existir, o sea que vaya a su doctor y pídale que le revise los niveles de hierro, ferritina, magnesio, vitamina B_{12} y ácido fólico (Montplaisir et al. 2000). En algunas ocasiones, el suplementar su dieta con las vitaminas o minerales que le faltan puede eliminar los síntomas del RLS. Por supuesto, debe de consultar con su ginecólogo antes de empezar a tomar cualquier tipo de suplemento durante el embarazo.

Calambres nocturnos en las piernas

Si bien el RLS normalmente le dificulta el dormir, los calambres nocturnos en las piernas, debidos a un repentino estiramiento de los músculos de las piernas puede despertarle durante la noche. Se estima que los calambres de las piernas les ocurren a un porcentaje entre un cinco y un treinta por ciento de las mujeres embarazadas (Dahle et al. 1995). Los calambres ocurren de repente mientras duerme y la dejan despierta en cama con el dolor. El estar de pie durante mucho tiempo o sentada con las piernas cruzadas durante el día pueden agravar el problema.

Algunos estudios han demostrado que los suplementos de magnesio pueden ayudar con los calambres en las piernas durante el embarazo (Dahle et al. 1995). En cualquier caso, debe consultar con su doctor antes de tomar cualquier suplemento. Algo que también puede serle de ayuda es estirar los músculos de la pantorrilla durante el día y antes de acostarse y hacer girar los tobillos y mover los dedos de los pies mientras está sentada. Al igual que con el RLS, hacer ejercicio en las piernas cada día también ayuda o sea que intente salir a caminar un poco cada día. También asegúrese de beber mucha agua cada día pues la deshidratación también causa calambres en las piernas.

Si le da un calambre en la pierna durante la noche no estire los dedos de los pies pues puede volverlo más doloroso. En vez de eso estire la pierna, empezando por el tobillo y con la pierna recta, vaya flexionando lentamente los tobillos y dedos de los pies hacia sí. Esto irá reduciendo el espasmo muscular hasta hacer desaparecer el dolor. También puede intentar hacerse masajes en la pierna o caminar un poco. Estas técnicas deberían eliminar el dolor. Sin embargo, si experimenta un dolor crónico y persistente en las piernas, si le duelen al tocarlas o las tiene hinchadas, consulte con su doctor inmediatamente. Durante el embarazo pueden darse coágulos que requieren tratamiento inmediato.

EL SEGUNDO TURNO

Si bien hoy en día muchos hombres tienen un rol más importante en el cuidado de los hijos y comparten responsabilidades domésticas con sus esposas, la mayoría de las áreas más tradicionales en el cuidar de la casa y de los hijos todavía recaen sobre las mujeres. Las autoras Arlie Russell Hochschild y Anne Machung (2003) utilizaron el concepto de "el segundo turno" para describir lo que a menudo le ocurre a la mujer que llega a casa por la tarde después de un día de trabajo. Empieza el segundo turno que consiste en cocinar, limpiar, cuidar de los hijos, etc. No cabe duda que tener responsabilidades en la casa cada tarde puede incrementar el estrés y la ansiedad. A las madres que trabajan también les puede ser difícil encontrar el equilibrio necesario en la vida entre el trabajo y el placer si llegan a su casa a seguir con tareas y responsabilidades. Esto no quiere decir que los hombres no se encuentren también con responsabilidades adicionales cuando llegan a casa del trabajo pero la sociedad no ve bien a la mujer que no puede encontrar el equilibrio entre la carrera y la vida en el hogar sin quejarse. Tras un día difícil en el trabajo, llegar a casa para encontrarse con una lista de cosas que hacer puede ser frustrante y abrumador si bien es algo habitual que les causa estrés a muchas mujeres. Qué duda cabe que este estrés hace difícil el dormir de noche. Si no tiene tiempo de relajarse cuando llega a casa puede ser difícil el ir distendiéndose hasta tener la mente en un estado de relajación cuando le llega la hora de irse a dormir. Si siente que todas las presiones que conlleva el ser una madre trabajadora le afectan el sueño, intente buscar el apoyo de su esposo, otros miembros de la familia y amigos. Cuídese de sí misma y recuerde que nadie es perfecto, incluso si eso significa comprar comida para llevar cuando sale del trabajo y va camino de casa en vez de cocinar una vez a la semana. El tiempo y el estrés que se ahorra de este modo podría ser justo lo que necesita.

LA PERIMENOPAUSIA Y LA MENOPAUSIA

Puede ser que empiece a tener problemas para dormir durante la perimenopausia o la menopausia. En esa época su cuerpo produce menos estrógeno y progesterona. De acuerdo con la investigación reciente, aproximadamente un veinticuatro por ciento de las mujeres antes de la menopausia dicen tener problemas al dormir, comparado con un treinta y cinco por ciento de mujeres en la perimenopausia y un cuarenta y uno por ciento en la post menopausia (Alexander et al. 2007). Estos problemas con el sueño pueden ser debidos, por lo menos en parte, a los calores o sudores nocturnos los cuales pueden hacer difícil el dormir y también causan más despertares durante la noche. Llevar ropa más ligera y asegurarse de que el dormitorio esté a una temperatura agradable puede ayudar a disminuir los calores o sudores nocturnos. A algunas mujeres, la peri menopausia y la menopausia les causa interrupciones del sueño debido a que aumenta la necesidad de ir al baño por la noche. Además, las mujeres durante la menopausia tienen un riesgo más alto de sufrir dificultades respiratorias durante el sueño y roncar lo cual causa más interrupciones del sueño (Badheka, Sameen, and Rozensky 2005). Aparte de la dificultad al dormir, también puede tener menos energía durante el día lo cual puede ser debido a no dormir bien, ya que un sueño fragmentado por interrupciones durante la noche puede causar somnolencia y fatiga durante el día. Al igual que con el insomnio en otros momentos de la vida y el insomnio en los hombres, el insomnio durante la perimenopausia y menopausia está a menudo relacionado con una mayor incidencia de casos de ansiedad y depresión.

La terapia cognitivo-conductual puede ayudar a eliminar los problemas de sueño que ocurren durante la perimenopausia y menopausia (Alexander et al. 2007). Este acercamiento incluye las técnicas descritas en este libro tales como una mejor higiene del sueño, ejercicios de relajación, el control de estímulos, la restricción del sueño, y el manejo del estrés y de la ansiedad. El componente cognitivo del programa de sueño puede ser de especial ayuda para eliminar los miedos que pueda haber ido adquiriendo, como las posibles consecuencias de la falta de sueño que ha ido agrandando y volviendo más catastróficas en su cabeza.

Algunas mujeres encuentran alivio en la terapia de reemplazo hormonal. Este es un tema que debe discutir con su médico, tras evaluar cuidadosamente los beneficios y los riesgos para ver si se trata de la opción adecuada para usted. Algunos estudios demuestran que la terapia de reemplazamiento de estrógeno puede mejorar la calidad del sueño de la mujer mientras que otros no han encontrado diferencia (Bliwise 2000). Por este motivo no queda claro si la terapia de reemplazo hormonal realmente le mejorará el sueño ya que puede variar de una mujer a otra.

RESUMIENDO

El insomnio es más habitual en las mujeres que en los hombres. Las razones para el mismo varían de persona a persona pero cambios hormonales y factores fisiológicos como la menstruación y el embarazo definitivamente contribuyen a este fenómeno. Al utilizar los métodos descritos en este libro tales como aprender a reducir su estrés diario, mejorar su higiene del sueño y tomar tiempo para relajarse verá mejorar la calidad de su sueño.

RECURSOS

Páginas útiles en la red

National Sleep Foundation (NSF) [Fundación nacional del sueño]

www.sleepfoundation.org

La NSF es una organización sin ánimo de lucro que aboga por los trastornos del sueño y apoya también su investigación y la educación del público. Este sitio provee información sobre trastornos del sueño, higiene del sueño y otros asuntos relacionados con el sueño. Es útil tanto para el público en general como para profesionales del sueño.

American Psychological Association (APA) [Asociación americana de psicología]

www.apa.org

Este sitio, tanto para psicólogos como para el público en general, contiene información sobre las enfermedades mentales. Puede encontrar información de utilidad sobre el sueño, la depresión, la ansiedad y otros temas en la sección "Psychology Topics" sobre temas psicológicos. Si busca un psicólogo en su área haga click en el enlace "Find a Psychologist" y tendrá una lista de psicólogos de todo el país y que son miembros de la APA.

American Academy of Sleep Medicine (AASM) [Academia americana de la medicina del sueño]

www.aasm.org

Para encontrar un laboratorio del sueño en su área que esté acreditado haga click primero en el enlace "Patients & Public" and a continuación en "Find a Sleep Center" y encontrará una lista de los lugares que existen en cada estado. En caso de que crea que sufre de apnea, trastorno de movimiento de miembros periódico, narcolepsia, o trastorno del comportamiento del sueño REM, puede serle de mucha ayuda hacerse un estudio del sueño pasando la noche en un laboratorio del sueño.

Anxiety Disorders Association of America (ADAA) [Asociación americana de la ansiedad]

www.adaa.org

Este lugar provee información sobre la ansiedad, sus síntomas y tratamiento, así como también una lista de grupos de apoyo y profesionales especializados en la ansiedad, además de sugerencias sobre maneras de conseguir ayuda.

National Alliance on Mental Illness (NAMI) [Alianza nacional sobre las enfermedades mentales]

www.nami.org

NAMI es una organización sin ánimo de lucro y desde la base que aboga por la auto ayuda. La página en la red contiene información sobre las enfermedades mentales, los recursos existentes en su comunidad y modos de aprender más sobre los trastornos mentales.

Ejercicios de relajación

Existe una amplia variedad de ejercicios de relajación disponible en CD y también que pueden bajarse al MP3. A continuación se indican algunos lugares donde encontrar ejercicios de relajación pregrabados.

Stephanie Silberman, Ph.D., DABSM

Visite mi página en la red en www.sleeppsychology.com.

Matthew McKay, Ph.D., and Patrick Fanning

The Relaxation and Stress Reduction Audio Series.

Esta es una serie de ejercicios de relajación y reducción de estrés disponible en New Harbinger Publications y en Amazon.com.

> *Applied Relaxation Training*, ISBN: 978-1-57224-6379
>
> *Meditation and Autogenics*, ISBN: 978-1-57224-6409
>
> *Body Awareness and Imagination*, ISBN: 978-1-57224-6386
>
> *Progressive Relaxation and Breathing*, ISBN: 978-1-57224-6393
>
> *Stress Reduction*, ISBN: 978-1-57224-6416, Audio CD

The Daily Relaxer Audio Companion: Soothing Guided Meditations for Deep Relaxation Anytime, Anywhere: ISBN: 978-1-57224-6362, Double set audio CD

Scott Gauthier

Welcome to Earth: Explorations in Body Awareness and Relaxation.

El ejercicio de relajación profunda, en particular, es muy similar a los ejercicios de relajación contenidos en este libro. El CD está disponible en Amazon.com and CDbaby.com. Para descargarlo, puede ir a iTunes o Rhapsody.

BIBLIOGRAFÍA

Alexander, J. L., T. Neylan, K. Kotz, L. Dennerstein, G. Richardson, and R. Rosenbaum. 2007. Assessment and treatment for insomnia and fatigue in the symptomatic menopausal woman with psychiatric comorbidity. *Expert Review of Neurotherapeutics* 7(11 suppl.):S139-S155.

American Academy of Sleep Medicine (AASM). 2005. *International Classification of Sleep Disorders: Diagnostic and Coding Manual.* 2nd edition. Westchester, IL: American Academy of Sleep Medicine.

American Psychiatric Association. 1994. *Diagnostic and Statistical Manual of Mental Disorders.* 4th edition. Washington, DC: American Psychiatric Association.

Atkins, W. 2008. Got sleep? CDC says 1 out of 10 Americans are sleep deprived! www.itwire.com/content/view/16931/1066/. Accessed August 15, 2008.

Badheka, N. H., M. T. Sameen, and R. Rozensky. 2005. Managing menopause and sleep. *Sleep Review*, September-October.

Baker, F. C., T. L. Kahan, J. Trinder, and I. M. Colrain. 2007. Sleep quality and the sleep electroencephalogram in women with severe premenstrual syndrome. *Sleep* 30(10):1283-1291.

Basner, R. C. 2005. Shift-work sleep disorder: The glass is more than half empty. *New England Journal of Medicine* 353(5):519-521.

Belleville, G., and C. M. Morin. 2008. Hypnotic discontinuation in chronic insomnia: Impact of psychological distress, readiness to change, and self-efficacy. *Health Psychology* 27(2):239-248.

Benca, R. 2000. Mood disorders. In *Principles and Practice of Sleep Medicine*, 3rd edition, edited by M. H. Kryger, T. Roth, and W. C. Dement. Philadelphia: W. B. Saunders Company.

Berg, D. 2008. Biomarkers for the early detection of Parkinson's and Alzheimer's disease. *Neurodegenerative Diseases* 5(3-4):133-136.

Bliwise, D. L. 2000. Normal aging. In *Principles and Practice of Sleep Medicine*, 3rd edition, edited by M. H. Kryger, T. Roth, and W. C. Dement. Philadelphia: W. B. Saunders Company.

Bliwise, D. L., and F. P. Ansari. 2007. Insomnia associated with valerian and melatonin usage in the 2002 National Health Interview Survey. *Sleep* 30(7):881-884.

Boon, H. S., and A. H. C. Wong. 2003. Kava: A test case for Canada's new approach to natural health products. *Canadian Medical Association Journal* 169(11):1163-1164.

Bootzin, R. R. 1972. Stimulus control treatment for insomnia. *Proceedings of the 80th Annual Convention of the American Psychological Association* 7:395-396.

Bootzin, R. R., and S. P. Rider. 2000. Behavioral techniques and biofeedback for insomnia. In *Understanding Sleep: The Evaluation and Treatment of Sleep Disorders*, edited by M. R. Pressman and W. C. Orr. Washington, DC: American Psychological Association.

Bourne, E. J. 2005. *The Anxiety and Phobia Workbook.* 4th edition. Oakland, CA: New Harbinger Publications.

Bowman, T. J., and V. Mohsenin. 2003. Synopsis of sleep. In *Review of Sleep Medicine*, edited by T. J. Bowman. Amsterdam: Butterworth Heinemann.

Brielmaier, B. D. 2006. Eszopiclone (Lunesta): A new nonbenzodiazepine hypnotic agent. *Proceedings (Baylor University Medical Center)* 19(1):54-59.

Broughton, R. J. 1999. Behavioral parasomnias. In *Sleep Disorders Medicine: Basic Science, Technical Consideration, and Clinical Aspects*, 2nd edition, edited by S. Chokroverty. Boston: Butterworth-Heinemann.

Cagnacci, A., S. Arangino, A. Renzi, A. M. Paoletti, G. B. Melis, P. Cagnacci, and A. Volpe. 2001. Influence of melatonin administration on glucose tolerance and insulin sensitivity of postmenopausal women. *Clinical Endocrinology (Oxford)* 54(3):339-346.

Cappuccio, F. P., S. Stranges, N. B. Kandala, M. A. Miller, F. M. Taggart, M. Kumari, J. E. Ferrie, M. J. Shipley, E. J. Brunner, and M. G. Marmot. 2007. Gender-specific associations of short sleep duration with prevalent and incident hypertension: The Whitehall II Study. *Hypertension* 50(4):693-700.

Carlson, N. R. 1998. *Physiology of Behavior*. 6th edition. Boston: Allyn and Bacon.

Chesson, Jr., A. L., W. M. Anderson, M. Littner, D. Davila, K. Hartse, S. Johnson, M. Wise, and J. Rafecas. 1999. Practice parameters for the nonpharmacological treatment of chronic insomnia: An American Academy of Sleep Medicine report. *Sleep* 22(8):1128-1133.

Cimolai, N. 2007. Zopiclone: Is it a pharmacologic agent for abuse? *Canadian Family Physician* 53(12):2124-2129.

Copinschi, G. 2005. Metabolic and endocrine effects of sleep deprivation. *Essential Psychopharmacology* 6(6):341-347.

Cotter, P. E., and S. T. O'Keeffe. 2006. Restless legs syndrome: Is it a real problem? *Therapeutics and Clinical Risk Management* 2(4):465-475.

Crispim, C. A., I. Zalcman, M. Dattilo, H. G. Padilha, S. Tufik, and M. T. de Mello. 2007. Relation between sleep and obesity: A literature review. [Article in Portuguese.] *Arquivos Brasileiros de Endocrinologia e Metabologia* 51(7):1041-1049.

Curcio, G., M. Ferrara, and L. De Gennaro. 2006. Sleep loss, learning capacity and academic performance. *Sleep Medicine Reviews* 10(5):323-337.

Curtis, G. B., and J. Schuler. 2004. *Your Pregnancy Week: Week by Week.* 5th edition. Cambridge, MA: Da Capo Press.

Dahle, L. O., G. Berg, M. Hammar, M. Hurtig, and L. Larsson. 1995. The effect of oral magnesium substitution on pregnancy-induced leg cramps. *American Journal of Obstetrics and Gynecology* 173(1):175-180.

Edinger, J. D., M. K. Means, C. E. Carney, and A. D. Krystal. 2008. Psychomotor performance deficits and their relation to prior nights' sleep among individuals with primary insomnia. *Sleep* 31(5):599-607.

Edwards, N., P. G. Middleton, D. M. Blyton, and C. E. Sullivan. 2002. Sleep disordered breathing and pregnancy. *Thorax* 57(6):555-558.

Fennell, M. J. V. 1998. Depression. In *Cognitive Behaviour Therapy for Psychiatric Problems: A Practical Guide*, edited by K. Hawton, P. M. Salkovskis, J. Kirk, and D. M. Clark. Oxford, England: Oxford University Press.

Foley, D. J., A. A. Monjan, S. L. Brown, E. M. Simonsick, R. B. Wallace, and D. G. Blazer. 1995. Sleep complaints among elderly persons: An epidemiologic study of three communities. *Sleep* 18(6):425-432.

Fu, P. P., Q. Xia, L. Guo, H. Yu, and P. C. Chan. 2008. Toxicity of kava kava. *Journal of Environmental Science and Health. Part C, Environmental Carcinogenesis and Ecotoxicology Reviews* 26(1):89-112.

Gangwisch, J. E., S. B. Heymsfield, B. Boden-Albala, R. M. Buijs, F. Kreier, T. G. Pickering, A. G. Rundle, G. K. Zammit, and D. Malaspina. 2006. Short sleep duration as a risk factor for hypertension: Analyses of the first National Health and Nutrition Examination Survey. *Hypertension* 47(5):833-839.

Gangwisch, J. E., D. Malaspina, B. Boden-Albala, and S. B. Heymsfield. 2005. Inadequate sleep as a risk factor for obesity: Analyses of the NHANES I. *Sleep* 28(10):1217-1220.

Gardner, D. M., R. J. Baldessarini, and P. Waraich. 2005. Modern antipsychotic drugs: A critical overview. *Canadian Medical Association Journal* 172(13):1703-1711.

Gibson, E. S., A. C. Powles, L. Thabane, S. O'Brien, D. S. Molnar, N. Trajanovic, R. Ogilvie, C. Shapiro, M. Yan, and L. Chilcott-Tanser. 2006. "Sleepiness" is serious in adolescence: Two surveys of 3235 Canadian students. *BMC Public Health* 6:116.

Gillin, J. C., and S. P. A. Drummond. 2000. Medication and substance abuse. In *Principles and Practice of Sleep Medicine*, 3rd edition, edited by M. H. Kryger, T. Roth, and W. C. Dement. Philadelphia: W. B. Saunders Company.

Glass, J., K. L. Lanctot, N. Herrmann, B. A. Sproule, and U. E. Busto. 2005. Sedative hypnotics in older people with insomnia: Meta-analysis of risks and benefits. *BMJ* 331(7256):1169-1175.

Glotzbach, S. F., and H. C. Heller. 2000. Temperature regulation. In *Principles and Practice of Sleep Medicine*, 3rd edition, edited by M. H. Kryger, T. Roth, and W. C. Dement. Philadelphia: W. B. Saunders Company.

Goodman, J. D. S., C. Brodie, and G. A. Ayida. 1988. Restless leg syndrome in pregnancy. *BMJ* 297(6656):1101-1102.

Grigg-Damberger, M. 2006. Why a polysomnogram should become part of the diagnostic evaluation of stroke and transient ischemic attack. *Journal of Clinical Neurophysiology* 23(1):21-38.

Guardiola-Lemaitre, B. 1997. Toxicology of melatonin. *Journal of Biological Rhythms* 12(6):697-706.

Hassed, C. 2001. How humour keeps you well. *Australian Family Physician* 30(1):25-28.

Hauri, P. J. 1998. Insomnia. *Clinics in Chest Medicine* 19(1):157-168.

Hindmarch, I., E. Legangneux, N. Stanley, S. Emegbo, and J. Dawson. 2006. A double-blind, placebo-controlled investigation of the residual psychomotor and cognitive effects of zolpidem-MR in healthy elderly volunteers. *British Journal of Clinical Pharmacology* 62(5):538-545.

Hochschild, A. R., and A. Machung. 2003. *The Second Shift.* New York: Penguin Books.

Holbrook, A. M. 2004. Treating insomnia: Use of drugs is rising despite evidence of harm and little meaningful benefit. *BMJ* 329(7476):1198-1199.

Iber, C, S. Ancoli-Israel, A. Chesson, and S. F. Quan. 2007. *The AASM Manual for the Scoring of Sleep and Associated Events: Rules, Terminology and Technical Specifications.* Westchester, IL: American Academy of Sleep Medicine.

Irwin, M. R., M. Wang, D. Ribeiro, H. J. Cho, R. Olmstead, E. C. Breen, O. Martinez-Maza, and S. Cole. 2008. Sleep loss activates cellular inflammatory signaling. *Biological Psychiatry* 64(6):538-540.

Johns, M. W. 1991. A new method for measuring daytime sleepiness: The Epworth Sleepiness Scale. *Sleep* 14(6):540-545.

Kahol, K., M. J. Leyba, M. Deka, V. Deka, S. Mayes, M. Smith, J. J. Ferrara, and S. Panchanathan. 2008. Effect of fatigue on psychomotor and cognitive and skills. *American Journal of Surgery* 195(2):195-204.

Kato, K., K. Hirai, K. Nishiyama, O. Uchikawa, K. Fukatsu, S. Ohkawa, Y. Kawamata, S. Hinuma, and M. Miyamoto. 2005. Neurochemical properties of ramelteon (TAK-375), a selective MT1/MT2 receptor agonist. *Neuropharmacology* 48(2):301-310.

Kemper, K. J., and S. Shannon. 2007. CAM therapies to promote healthy moods. *Pediatric Clinics of North America* 54(6):901-924.

Knutson, K. L., K. Spiegel, P. Penev, and E. V. Cauter. 2007. The metabolic consequences of sleep deprivation. *Sleep Medicine Reviews* 11(3):168-178.

Kuhn, B. R. 2001. Pediatric parasomnias. *Sleep Review*, spring issue, 29-32.

Kryger, M. H. 2000. Restrictive lung disorders. In *Principles and Practice of Sleep Medicine*, 3rd edition, edited by M. H. Kryger, T. Roth, and W. C. Dement. Philadelphia: W. B. Saunders Company.

Landolt, H. P., E. Werth, A. A. Borberly, and D. J. Dijk. 1995. Caffeine intake (200 mg) in the morning affects human sleep and EEG power spectra at night. *Brain Research* 675(1-2):67-74.

Leppämäki, S., J. Haukka, J. Lönnqvist, and T. Partonen. 2004. Drop-out and mood improvement: A randomized controlled trial with light exposure and physical exercise. *BMC Psychiatry* 4:22-32

Leipzig, R. M., R. G. Cumming, and M. E. Tinetti. 1999. Drugs and falls in older people: A systematic review and meta-analysis: I. Psychotropic drugs. *Journal of the American Geriatric Society* 47(1):30-39.

Lieberman, J. A. 2007. Update on the safety considerations in the management of insomnia with hypnotics: Incorporating modified-release formulations into primary care. *Primary Care Companion to the Journal of Clinical Psychiatry* 9(1):25-31.

Lude, S., M. Torok, S. Dieterle, R. Jaggi, K. B. Buter, and S. Krahenbuhl. 2008. Hepatocellular toxicity of kava leaf and root extracts. *Phytomedicine* 16(1-2):120-131.

Lusardi, P., E. Piazza, and R. Fogari. 2000. Cardiovascular effects of melatonin in hypertensive patients well controlled by nifedipine: A 24-hour study. *British Journal of Clinical Pharmacology* 49(5):423-427.

Magee, E. 2004. 7 ways to de-stress your diet: Nutritional tricks to help you stave off stress. www.webmd.com/diet/features/7-ways-to-de-stree-your-diet. Accessed August 14, 2008.

Mai, E., and D. J. Buysse. 2008. Insomnia: Prevalence, impact, pathogenesis, differential diagnosis, and evaluation. *Sleep Medicine Clinics* 3(2):167-174.

Manber, R., and R. R. Bootzin. 1997. Sleep and the menstrual cycle. *Health Psychology* 16(3):209-214.

McCall, W. V. 2004. Sleep in the elderly: Burden, diagnosis, and treatment. *Primary Care Companion to the Journal of Clinical Psychiatry* 6(1):9-20.

McCall, W. V., A. B. Fleischer, and S. R. Feldman. 2001. Diagnostic codes associated with hypnotic medications during outpatient physician-patient encounters in the United States from 1990-1998. *Sleep* 25(2):221-223.

Mendelson, W. B. 2000. Hypnotics: Basic mechanisms and pharmacology. In *Principles and Practice of Sleep Medicine*, 3rd edition, edited by M. H. Kryger, T. Roth, and W. C. Dement. Philadelphia: W. B. Saunders Company.

Millar, K., A. J. Asbury, A. W. Bowman, M. T. Hosey, K. Martin, T. Musiello, and R. R. Welbury. 2007. A randomized placebo-controlled trial of the effects of midazolam premedication on children's postoperative cognition. *Anaesthesia* 62(9):923-930.

Mills, E., R. Singh, C. Ross, E. Ernst, and K. Wilson. 2004. Impact of federal safety advisories on health food store advice. *Journal of General Internal Medicine* 19(3):269-272.

Montplaisir, J., A. Nicolas, R. Godbout, and A. Walters. 2000. Restless legs syndrome and periodic limb movement disorder. In *Principles and Practice of Sleep Medicine*, 3rd edition, edited by M. H. Kryger, T. Roth, and W. C. Dement. Philadelphia: W. B. Saunders Company.

Morgenthaler, T., M. Kramer, C. Alessi, L. Friedman, B. Boehlecke, T. Brown, J. Coleman, V. Kapur, T. Lee-Chiong, J. Owens, J. Pancer, and T. Swick. 2006. Practice parameters for the psychological and behavioral treatment of insomnia: An update. An American Academy of Sleep Medicine report. *Sleep* 29(11):1415-1419.

Morgenthaler, T. I., and M. H. Silber. 2002. Amnestic sleep-related eating disorder associated with zolpidem. *Sleep Medicine* 3(4):323-327.

Morin, C. M. 1993. *Insomnia: Psychological Assessment and Management.* New York: Guilford Press.

Morin, C. M., R. R. Bootzin, D. J. Buysse, J. D. Edinger, C. A. Espie, and K. L. Lichstein. 2006. Psychological and behavioral treatment of insomnia: Update of the recent evidence (1998-2004). In *Sleep* 29(11):1398-1414.

Morin, C. M., C. Colecchi, J. Stone, R. Sood, and D. Brink. 1999. Behavioral and pharmacological therapies for late-life insomnia. *The Journal of the American Medical Association* 281(11):991-999.

Morin, C. M., P. J. Hauri, C. A. Espie, A. J. Spielman, D. J. Buysse, and R. R. Bootzin. 1999. Nonpharmacological treatment of chronic insomnia. An American Academy of Sleep Medicine review. *Sleep* 22(8):1134-1156.

Najjar, M. 2007. Zolpidem and amnestic sleep related eating disorder. *Journal of Clinical Sleep Medicine* 3(6):637-638.

National Institutes of Health. 2005. NIH state-of-the-science conference statement on manifestations and management of chronic insomnia in adults. *NIH Consensus Science Statements* 22(2):1-30.

National Sleep Foundation. 2002. *Sleep in America* poll prepared by WB&A Market Research. Washington, DC: National Sleep Foundation.

National Sleep Foundation. 2007. *Sleep in America* poll prepared by WB&A Market Research. Washington, DC: National Sleep Foundation.

Neubauer, D. N. 2007. The evolution and development of insomnia pharmacotherapies. *Journal of Clinical Sleep Medicine* 3(5 suppl.):S11-S15.

Ohayon, M. 2002. Epidemiology of insomnia: what we know and what we still need to learn. *Sleep Medicine Reviews* 6(2):97-111.

Park, L. T., J. D. Matthews, G. Maytal, and T. A. Stern. 2007. Evaluation and treatment of poor sleep. *Primary Care Companion to the Journal of Clinical Psychiatry* 9(3):224-229.

Poppen, R. 1998. *Behavioral Relaxation Training and Assessment.* 2nd edition. Thousand Oaks, CA: Sage Publications.

Ray, O., and C. Ksir. 1993. *Drugs, Society, and Human Behavior.* 6th edition. St. Louis, MO: Mosby.

Richardson, G. S. 2007. Human physiological models of insomnia. *Sleep Medicine* 8(4 suppl.):S9-S14.

Rothenberg, S. A. 2000. Introduction to sleep disorders. In *Understanding Sleep: The Evaluation and Treatment of Sleep Disorders*, edited by M. R. Pressman and W. C. Orr. Washington, DC: American Psychological Association.

Roehrs, T., F. J. Zorick, and T. Roth. 2000. Transient and short-term insomnias. In *Principles and Practice of Sleep Medicine*, 3rd edition, edited by M. H. Kryger, T. Roth, and W. C. Dement. Philadelphia: W. B. Saunders Company.

Sateia, M. J., K. Doghramji, P. J. Hauri, and C. M. Morin. 2000. Evaluation of chronic insomnia. *Sleep* 23(2):1-65.

Schenck, C. H., and M. W. Mahowald. 2003. REM sleep behavior disorder. In *Sleep and Movement Disorders*, edited by S. Chokroverty, W. A. Hening, and A. S. Walters. Philadelphia: Butterworth-Heinemann.

Schilit, R., and E. S. Lisansky Gomberg. 1991. *Drugs and Behavior*. Newbury Park, CA: Sage Publications.

Sherwood, L. 2006. *Fundamentals of Physiology: A Human Perspective*. 3rd edition. Belmont, CA: Thomson Brooks/Cole Publishing.

Shimazaki, M., and J. L. Martin. 2007. Do herbal agents have a place in the treatment of sleep problems in long-term care? *Journal of the American Medical Directors Association* 8(4):248-252.

Simon, G. E., and E. J. Ludman. 2006. Outcome of new benzodiazepine prescriptions to older adults in primary care. *General Hospital Psychiatry* 28(5):374-378.

Spielman, A. J., and M. W. Anderson. 1999. The clinical interview and treatment planning as a guide to understanding the nature of insomnia: The CCNY insomnia interview. In *Sleep*

Disorders Medicine: Basic Science, Technical Considerations, and Clinical Aspects, 2nd edition, edited by S. Chokroverty. Boston: Butterworth-Heinemann.

Spielman, A. J., P. Saskin, and M. J. Thorpy. 1987. Treatment of chronic insomnia by restriction of time in bed. *Sleep* 10(1):45-56.

Stoller, M. K. 1994. Economic effects of insomnia. *Clinical Therapeutics* 16(5):873-897.

Suzuki, K., T. Ohida, T. Sone, S. Takemura, E. Yokoyama, T. Miyake, S. Harano, S. Motojima, M. Suga, and E. Ibuka. 2003. The prevalence of restless legs syndrome among pregnant women in Japan and the relationship between restless legs syndrome and sleep problems. *Sleep* 26(6):673-677.

Vandewalle, G. B. Middleton, S. M. Rajaratnam, B. M. Stone, B. Thorleifsdottir, J. Arendt, and D. J. Dijk. 2007. Robust circadian rhythm in heart rate and its variability: Influence of exogenous melatonin and photoperiod. *Journal of Sleep Research* 16(2):148-155.

Walsh, J. K., and C. L. Engelhardt. 1999. The direct economic costs of insomnia in the United States for 1995. *Sleep* 22(2 suppl.):S386-S393.

Weaver, D. R. 1997. Reproductive safety of melatonin: A "wonder drug" to wonder about. *Journal of Biological Rhythms* 12(6):707-708.

Winkelmann, J., T. C. Wetter, V. Collado-Seidel, T. Gasser, M. Dichgans, A. Yassouridis, and C. Trenkwalder. 2000. Clinical characteristics and frequency of the hereditary restless legs syndrome in a population of 200 patients. *Sleep* 23(5):1-6.

Wooltorton, E. 2002a. Brief safety updates: Acetaminophen, ASA, and kava. *Canadian Medical Association Journal* 167(9):1034.

Wooltorton, E. 2002b. Herbal kava: Reports of liver toxicity. *Canadian Medical Association Journal* 166(6):777.

Zammit, G., M. Erman, S. Wang-Weigand, S. Sainati, J. Zhang, and T. Roth. 2007. Evaluation of the efficacy and safety of ramelteon in subjects with chronic insomnia. *Journal of Clinical Sleep Medicine* 3(5):495-504.

Stephanie A. Silberman, Ph.D., DABSM, FAASM, es psicóloga clínica y especialista en medicina del sueño, certificada y usa la terapia cognitiva para el tratamiento de los desarreglos del sueño, la depresión y la ansiedad. Participa activamente en organizaciones profesionales y legislativas que tienen un impacto en la psicología y los desarreglos del sueño, trabaja de consultora de varios laboratorios del sueño y mantiene una práctica privada en el area de Fort Lauderdale en Florida.

Charles M. Morin, Ph.D., el autor del prefacio, es profesor de psicología y director del Centro de Investigación del Sueño en la Université Laval en Quebec City, Canadá. Tiene un puesto de jefe de investigación en desarreglos del sueño (Canada Research Chair on Sleep Disorders) y es el anterior presidente de la Asociación Canadiense del Sueño (Canada Sleep Society). Morin es editor asociado de las revistas *Sleep* y *Behavioral Sleep Medicine*. Ha publicado cuatro libros y más de 150 artículos y capítulos.

Yolanda Gamboa Tusquets, Ph.D., la traductora, es profesora asociada de español en Florida Atlantic University en Boca Raton, Florida. Especialista en la literatua del Siglo de Oro español y traductora literaria, ha traducido, entre otros, a Helen Garner, André Brink, Peter Carey y Alejandro Céspedes y fue nominada para el premio Aldo and Jean Scaglione de traducción del MLA por *The End of the World as a Work of Art* (Bucknell, 2005), traducción de *El fin del mundo como obra de arte* del filósofo español Rafael Argullol.